应急备用医院
医院感染管理防控技术规范

主 编 李 兵 李宗花 魏 涛

中国海洋大学出版社
·青岛·

图书在版编目(CIP)数据

应急备用医院医院感染管理防控技术规范 / 李兵，
李宗花,魏涛主编 . -- 青岛:中国海洋大学出版社，
2023.11

ISBN 978-7-5670-3684-0

Ⅰ.①应… Ⅱ.①李… ②李… ③魏… Ⅲ.①医院－
感染－卫生管理－技术规范 Ⅳ.①R197.323-65

中国国家版本馆 CIP 数据核字(2023)第 211341 号

YINGJI BEIYONG YIYUAN YIYUAN GANRAN GUANLI FANGKONG JISHU GUIFAN

出版发行	中国海洋大学出版社
社　　址	青岛市香港东路 23 号　　　　　邮政编码　266071
出 版 人	刘文菁
网　　址	http://pub.ouc.edu.cn
订购电话	0532-82032573(传真)
责任编辑	杨亦飞　　　　　　　　　　电　　话　0532-85902533
印　　制	日照日报印务中心
版　　次	2023 年 11 月第 1 版
印　　次	2023 年 11 月第 1 次印刷
成品尺寸	170 mm×240 mm
印　　张	7.75
字　　数	137 千
印　　数	1—1 000
定　　价	50.00 元

发现印装质量问题,请致电 0633-2298958,由印刷厂负责调换。

编 委 会

关于青岛市公共卫生应急备用医院

青岛市公共卫生应急备用医院(以下简称"应急备用医院")位于青岛市城阳区锦盛一路7号甲,建筑面积约为4.3万平方米。设计总床位383张,拥有负压病室183间、ICU床位34张、百级数字化负压手术室1间、万级正负压可转换手术室2间、普通手术室2间、体外膜氧合器1台、1.5T核磁共振仪1台、320排CT机1台、64排CT机1台。建有门诊楼、医技楼、病房楼、行政保障楼等6个单体及局部附属建筑物。

作为青岛市新冠病毒感染者集中收治定点医院,应急备用医院于2020年10月开工建设,是一座"平战结合、平急转换"的永久性现代化医院,由青岛市妇女儿童医院负责运行保障与全面管理;于2020年12月25日组建了由36名核心人员组成的运行管理团队,组建后即进驻施工现场"压茬管理";2021年3月20日顺利满足启用条件,并开始为期10天的启用前现场演练;3月31日正式启用。

应急备用医院的管理借鉴"飞机场与航空公司"模式,由运行管理团队负责规范化运营与标准化管理。疫情常态情况下,市内7家重点医院每2个月轮派近百人的医疗队及院感、检验、放射专业技术人员;疫情暴发情况下,由7家重点医院按照包干一栋楼或部分病区的方式组队支援;运行管理团队负责医疗队进驻前的培训和进驻后的运行保障与管理。

作为应急备用医院的运行保障与全面管理者,青岛市妇女儿童医院运行管理团队采用扁平化组织管理架构,在院内成立以执行院长、轮值医疗队带队院长、院感组组长、医务组组长、护理组组长为核心的医院运行指挥部,以党建为引领,将党支部建在抗击疫情的最前线。管理团队始终秉持"人民至上,生命至上"的理念,毫不动摇贯彻"外防输入、内防反弹"总策略和"动态清零"总方针,在实践中固化并形成了一套科学严谨的管理理念、管理制度、操作流程、技术规范和应急预案。

自2021年3月31日正式启用以来,应急备用医院始终贯彻落实"现场＋视频"相结合的立体化、全方位、无死角的院感防控网格化和安全生产网格化管理,"核酸检测梯次管理"的管理模式,"一切经过院感,一切经过指挥部"的管理原则,"一干一督"的院感防控督导方针,"三级质控,四级督导"的院感防控方案,"医患同防,人物同防,三防融合"的院感防控策略;时刻牢记"人是院感防控的管理主体,也是院感发生的载体"的院感防控理念和"针尖大的窟窿漏过斗大的风"的底线思维;始终坚持"严、真、细、实、快"的工作作风,"时刻保持敬畏之心、时刻绷紧疫情防控这根弦""慎终如始、如履薄冰"的谨慎心态和"以人为本,以患者为中心,以工作人员为核心"的人文理念;一以贯之践行以院感为主线的常态化、多层次行为规范培训,落实以每日例会、每日工作日报、每日工作简报、每日督办、根因分析、持续改进为重点的闭环管理制度,将"从相对清洁到相对污染""时间、空间无交叉"等院感防控细节融入工作流程的每一个环节。在700多个日夜里,应急备用医院历经了多次"常态化—战时—常态化"实战检验,探索并形成了一套行之有效的"平战双向转换"运行机制,在兼顾原则与效率的基础上,坚守住了"院内零感染,患者零死亡"的管理底线。

魏　涛

2023年7月于青岛

前　言

为提高院内感染防控水平，本书编者坚持以习近平总书记提出的新时期我国卫生与健康工作方针为指导，依据国家医院感染预防与控制相关法律法规和标准要求，对青岛市公共卫生应急备用医院运行期间院感防控管理、临床救治和后勤保障管理系列行之有效的防控经验做法进行了梳理汇总，形成本规范，以期为医疗机构做好新冠病毒感染预防与控制工作提供帮助。

本规范聚焦提高应急备用医院感染防控管理水平，在整合《医院感染管理办法》《医院隔离技术规范》（WS/T 311—2009）及《医疗机构消毒技术规范》（WS/T 367—2012）等医院感染管理规范、标准以及《新冠肺炎定点救治医院设置管理规范》（联防联控机制医疗发【2021】80号）、《医疗机构内新型冠状病毒感染预防与控制技术指南（第三版）》（联防联控机制综发〔2021〕96号）等医疗机构新冠病毒感染防控政策文件中相关管理措施的基础上，结合青岛市妇女儿童医院多年来院感防控实践和国内多家新冠病毒感染定点救治医院实践经验，借鉴国外先进管理模式和理念，进行了理论与实践的创新，编写了这本书。

本书共分三章。第一章为医院感染管理组工作制度；第二章为医院感染管理知识、技能培训；第三章为医院感染预防与控制技术操作规程。附录部分为医院感染预防与控制技术操作流程图。本书提出了科学精准、适合国内应急备用医院管理的医院感染防控措施。青岛市公共卫生应急备用医院在运行期间，严格落实本规范措施，实现了院内零感染目标。

本书在内容上力求反映医院感染防控最新的重要发展，如新冠肺炎具体防控技术,具有鲜明的时代特征;在形式上力求用形象性图示来诠释复杂的院感防控技术,便于医护人员掌握知识。本书采用了大量的自制流程图,脉络清晰,易于理解、执行。

在编写本书的过程中,我们借鉴了医院感染管理相关文献资料,得到了青岛市妇女儿童医院领导以及各位同仁的大力支持、帮助和指导,徐晟伟、孙运波、曹明建、侯桂英、柴湘君、栾明霞、袁帅等专家参与了本书院感技术指导、部分插图的绘制与文字校对工作,在此一并致以衷心的感谢。

本书是对新冠病毒感染疫情暴发及常态化防控时期,青岛市新冠病毒感染者定点收治医院院感防控实践经验的总结,可为类似传染性疾病救治单位医院感染管理提供参考。

本书是全体编写人员辛勤劳动、共同努力的成果,凝结了包括编写人员在内的在青岛市公共卫生应急备用医院工作的全体工作人员的心血和智慧。由于编者水平有限,加之医院感染管理防控理论、防控技术的发展日新月异,书中难免存在不足之处,恳请广大读者和同仁不吝批评指正,以利日臻完善。

魏　涛

2023 年 7 月于青岛

目 录

第一章 医院感染管理组工作制度

一、院感组工作制度及职责

1. 目的

1.1 明确院感组工作任务及院感专职人员的岗位工作职责。

1.2 负责应急备用医院的感控制度、流程制定及监管落实,保证同质化管理。

2. 范围

适用于应急备用医院的所有感控人员。

3. 内容

3.1 院感组专职人员要求如下。

3.1.1 根据青岛市卫生健康委关于定点医院配置医院感染管理专职人员的要求,合理配备医院感染管理专职人员。

3.1.2 具备与岗位相适应的资质和专业技能。

3.1.3 掌握与感染预防与控制相关的法律法规及业内前沿知识。

3.1.4 掌握与岗位相关的工作流程和操作规程。

3.1.5 具备与岗位相适应的综合协调能力。

3.1.6 具备计算机中级及以上操作技能。

3.1.7 在院感科工作不少于 2 年。

3.2 院感组工作内容如下。

3.2.1 提供医院感染预防与控制知识和技能的培训。

3.2.2 监管医院感染管理制度的有效落实。

3.2.3 提供医院感染预防与控制措施的业务咨询。

3.2.4 提供感控指标统计数据和监测信息。

3.3 院感组感控目标:新冠病毒肺炎院内零感染。

3.4 院感组工作职责:院感组在指挥部的直接领导下,负责应急备用医院的医院感染管理预防与控制工作。

3.4.1 根据国家、省、市卫生健康委下发的新冠病毒肺炎防控文件要求,结合应急备用医院实际情况,制定医院新冠病毒肺炎疫情防控相关工作制度和操作规程,并保证同质化培训和监督实施。

3.4.2 对医院感染及相关危险因素进行监测、分析和反馈,针对问题提出防控措施并指导实施。

3.4.3 对院区环境医院感染及相关危险因素进行监测、分析和反馈,针对问题提出防控措施并指导实施。

3.4.4 对医院的清洁、消毒灭菌与隔离、无菌操作技术、医疗废物(以下简称"医废")管理等工作提供指导。

3.4.5 制定医废收集、运送、交接流程及质控标准,并保证各网格区域同质化执行、落实。

3.4.6 对管辖的网格区域医院感染管理质量进行统计分析,并向指挥部报告。

3.4.7 对各医疗救治队、药学组、检验组、放射组、特检组、总务组(包括医废收集人员、保洁员等外包物业人员)、行政管理等部门人员分别进行院级防控知识及技能培训,如手卫生、标准预防、职业防护、职业暴露环境保洁等医院感染管理知识与操作规程。

3.4.8 配合培训组、总务组对外来维修人员进行必备防控知识和技能培训,并监管落实。

3.4.9 参与医院环境布局流程及标识的制定、粘贴等相关工作。

3.4.10 对消毒药械和一次性使用医疗器械、器具进行使用监督管理,协助物资组进行相关证明的审核。

3.4.11 参与住宿、餐饮、维修工作的防控管理。

3.4.12 参与抗菌药物临床应用的管理工作。

3.4.13 建立有效的四级防控督导检查机制,对于高风险操作环节,应严格执行"一干一督"防控督导要求。

3.4.14　及时整理归档资料,轮值医疗队院感组需在完成轮值任务后将质控日报、培训内容、培训记录、不良事件报告等资料上报给专班院感组组长并存档。

3.4.15　制度流程制定后,需经市卫生健康委派驻院感组组长确认后执行。

3.5　院感组专职人员岗位职责如下。

3.5.1　组长(常驻专班院感组负责人)工作职责如下。

3.5.1.1　主要工作职责包括以下几个方面。

3.5.1.1.1　主持院感组管理工作,开展病区内外的医院感染预防和控制管理工作。

3.5.1.1.2　贯彻执行新冠病毒肺炎防控的相关政策和规定。

3.5.1.1.3　制订院感组工作计划和工作目标,把控新冠病毒肺炎防控工作政策和制度。

3.5.1.1.4　将医院感染监控信息及时向专班及相关工作组反馈。

3.5.1.1.5　做好综合协调工作,及时解决问题。

3.5.1.1.6　监督并考核院感组人员的履职情况。

3.5.2　副组长工作职责如下。

3.5.2.1　负责医疗救治队人员和工作区域的医院感染管理工作。

3.5.2.2　负责制定/修订所管辖区域的新冠病毒肺炎医院感染预防和控制方案、制度、流程等文件,经组长同意后实施。

3.5.2.3　负责各病区、发热门诊、综合门诊等医疗队分管区域人员感染防控制度、措施落实效果监管。

3.5.2.4　负责医疗队感控工作质量评价及建议,形成质控日报,上报指挥部。

3.5.2.5　负责管辖网格区域的感控风险评估,制定防控措施,及时上报指挥部。

3.5.2.6　负责管辖区域工作人员的医院感染防控知识培训。

3.5.2.7　为医疗队人员提供医院感染管理知识指导与咨询。

3.5.2.8　参加感染病例的病例讨论。

3.5.2.9　参加院感组会议。

3.5.2.10　完成其他指令性或临时性工作。

3.5.2.11　梯队任务结束后,及时移交医院感染管理档案资料。

3.5.3 院感专职人员工作职责如下。

3.5.3.1 督导检查新冠病毒肺炎防控措施落实效果,确保新冠病毒肺炎防控措施落实落细。

3.5.3.2 督导科室感控员、新冠病毒肺炎监督员的履职情况。

3.5.3.3 督导医务人员、工勤人员职业防护措施落实落细,防止发生职业暴露。

3.5.3.4 及时发现医院感染高危因素,协助制订防控措施和工作方案。

3.5.3.5 掌握清洁消毒灭菌效果监测方法,监督管理消毒灭菌工作质量。

3.5.3.6 参与医废、污水的监督管理工作。

3.5.3.7 开展医院感染管理知识培训工作。

3.5.3.8 参与医院感染管理制度的制定工作。

3.5.3.9 参加感染病例的病例讨论。

3.5.3.10 参与院感组会议的准备工作并按时参加会议。

3.5.3.11 完成其他指令性或临时性工作。

3.5.4 工作分工如下。

3.5.4.1 人员组成:应急备用医院院感组成员由医疗救治队院感专职人员和常驻运行保障专班院感专职人员组成。

3.5.4.2 工作区域和职责分工:轮值医疗救治队院感专职人员负责医疗队医院感染管理工作,常驻专班院感专职人员负责放射、检验、总务后勤及运行保障工作中的医院感染管理工作。

3.5.4.3 环境物体表面(以下简称"物表")核酸采集分工:轮值医疗救治队院感专职人员负责医疗队工作区域环境的物表和患者个人物品(行李)的核酸标本采集工作;常驻专班院感专职人员负责放射、检验、医废暂存站、住宿、通勤车、行政职能办公场所、病房楼 1 楼启用前的患者入院门厅和电梯、医废门厅和电梯、出院门厅和电梯、医护门厅和电梯环境物表的核酸采集工作,1 楼病房启用后由轮值医疗救治队院感专职人员负责核酸标本采集工作。特殊时期按照院感组组长的决定执行。

3.5.5 资料管理要求:各轮值医疗救治队应按照感控管理要求将医院感染管理类资料整理、存档,工作结束后及时移交给常驻专班院感组留存,以备上级主管部门督导检查。

二、院感组工作机制

1. 目的

实现应急备用医院感染管理工作专业同质化、管理一体化。

2. 范围

适用于应急备用医院院感组专班工作人员、各工作组和各科室医院感染管理人员。

3. 内容

3.1　应急备用医院常驻专班院感专职人员与轮值医疗救治队院感专职人员有效融合、统一管理。

3.2　轮值医疗救治队自带院感专职人员与常驻专班院感专职人员相对分工，详见《院感组工作制度和工作职责》。

3.3　按时参加每日晨会。

3.3.1　晨会内容：各组汇报前一日工作日报、待解决问题，布置当日工作。

3.3.2　日报模式：严格遵循指挥部统一要求模板。

3.4　完成各网格区域新冠病毒肺炎疫情防控措施的落实效果督导工作。

3.4.1　院感专职人员工作内容如下。

3.4.1.1　每日进行重点部门、重点人群、重点环节的网格化区域督导及反馈，包括各病区、ICU（重症监护室）、检验组、放射组、核酸采集、血标本采集、医废收集及转运、患者外出检查等。

3.4.1.2　每日完成院感组督查日报并上报院办。

3.4.1.3　每日高频出现的或者需要 MDT（多学科综合治疗协作组）协调解决的感控问题，需制订整改计划，及时整改到位，形成 PDCA（计划、执行、检查、处理）闭环管理。

3.4.1.4　以问题为导向，加强医院感染管理知识、技能培训。

3.4.2　科室院感督导员工作内容如下。

3.4.2.1　每日进行科室感控工作自查，形成督导记录台账。

3.4.2.2　根据院感组质控检查并反馈的问题及时整改，形成 PDCA 闭环管理。

3.4.2.3　以问题为导向,完成本科室及外来入科人员医院感染管理知识、技能培训。

3.5　院感知识和技能培训内容如下。

3.5.1　院前培训:由培训组负责,常驻专班院感组人员配合完成轮值医疗救治队人员、委派院感支援人员等进驻前的感控知识和技能培训。

3.5.2　常态化培训:院科两级分别实施。

3.5.3　应急演练培训:院科两级分别实施。

3.6　感控指标监测内容如下。

3.6.1　环境物表核酸检测,常规监测每周1次,特殊情况下随时采集标本检测。

3.6.2　监测医务人员手卫生依从率、正确率。

3.6.3　监测新冠病毒肺炎院内感染发生率。

3.7　资料归档整理工作要求见《院感组工作制度》及资料分类整理要求。

三、院感组24 h值班制度

1. 目的

规范院感组24 h值班工作职责、工作流程、突发院感事件处置原则,确保医院感染管理工作有序进行。

2. 范围

适用于应急备用医院院感组所有人员。

3. 内容

3.1　参加24 h值班人员为应急备用医院院感组所有人员,包括常驻院感组人员及医疗救治队院感专职人员。

3.2　值班手机由常驻院感专职人员轮班持守。

3.3　常驻院感组工作人员负责24 h接听值班电话,并完成相关工作。

3.4　主要值班内容如下。

3.4.1　及时上传下达电话工作内容,对于不能确定的工作事项需及时请示分管组长(病区内事项请示医疗救治队院感组组长,病区外事项请示常驻专班院感组组长),不得私自决定。

3.4.2 常见工作事项处置流程如下。

3.4.2.1 院区内临时工作与规定流线发生冲突时,需根据当时的具体工作任务与院内环境工作流线综合评估风险,依据风险评估结果科学、合理地安排。

3.4.2.2 安排患者入院联动工作。

3.4.2.2.1 各组注意查看患者入院工作群通知信息。24 h值班员接到医务组电话后,通知放射科做好CT(计算机断层扫描)检查准备工作(不做CT者无须通知)、总务组组长做好消杀前的准备工作,消杀人员在120车到达前5~10 min到消杀穿衣间待命;总务组督导人员及消杀作业人员现场互相督导确认医用防护服版二级防护用品穿戴情况并记录;院感组值班人员负责实时视频监控督导。

3.4.2.2.2 院感专职人员、感控督导员应全程监督患者入院过程、患者大件行李接收处置工作,发现问题即时整改,并记录在工作日报中。

3.4.2.2.3 患者入院消杀路径:使用超低容量喷雾器(盛装3%的过氧化氢消毒液)依次喷洒医技大厅(患者进入医技楼门厅更换防护用品后,也需对桌椅表面进行喷洒消毒)→放射污染区走廊→患者入院1楼门厅→患者电梯→患者住院楼层入院门厅。

3.4.2.3 标本转运工作:如夜间转运标本,通知总务组区域督导员及时到位,确认标本转运人员规范穿脱医用防护服版二级防护用品及标本转运流程,质控标本转运全流程操作是否规范,总务组负责视频督导质控。

3.4.2.4 维修工作督导安排:院感组值班人员接到总务组或医工组维修电话,评估维修工作感控风险,正在使用的污染区维修需请示院感组负责人,确定现场督导责任人。原则上,病区内维修由病区内院感督导员负责全程督导;病区外维修由常驻专班院感专职人员根据风险确定科室或者院感专班人员进行现场督导。维修人员防护用品选择按照《不同区域维修防护用品使用指导》执行,楼顶维修按照《楼顶维修院感防控流程》执行。

3.4.3 值班应急处置内容应记录在当日工作日报中。

四、网格化区域院感防控督导工作制度

1. 目的

明确院感组人员区域督导感控任务及岗位工作职责。

2. 范围

适用于应急备用医院的所有感控人员。

3. 定义

网格化:新冠病毒肺炎疫情暴发时以各家医疗救治队包干楼层为单元,平时以医院安全生产办公室时效网格划分为准。

4. 内容

4.1 院感专职人员网格化区域督导要求如下。

4.1.1 院感专职人员应严格执行区域督导质控内容要求,及时完成本区域督导质控任务。

4.1.2 督导方式分为现场督导和视频监控督导,视频监控督导又分为实时视频监控和回放视频监控督导两种方法。院感专职人员应进入隔离区开展现场督导工作。

4.1.3 各组尽量每天20:00前完成督导日报(按照日报模板要求),上交指挥部,20:00之后新增督导内容,若无问题可补记到次日日报中。

4.1.4 日报应体现PDCA闭环管理模式,及时发现问题并有效解决。

4.1.5 督导人员工作时应严格执行手卫生及各项防控措施;更衣间内,督导员应规范佩戴一次性帽子、一次性医用外科口罩,穿分体装。视频监控时注意仪态仪表规范。

4.2 网格化督导区域划分如下。

4.2.1 病区内由各医疗队和医疗队院感组负全责;发热门诊、复查门诊原则上由各医疗队负责,运行保障护理组负责协助督导。

4.2.2 病区外区域如检验组、放射组、医废暂存站、污水站等区域由各组负责日常督导,常驻专班院感组人员负责抽检质控。

4.3 院感专职人员既要有固定督导责任区域,又要按需轮转不同区域值班督导,以防出现霍桑效应。

4.4 工作职责如下。

4.4.1 基本要求:执行网格化区域督导工作内容要求,督导检查新冠病毒肺炎防控措施落实效果,确保新冠病毒肺炎防控措施落实落细,确保实现新冠病毒肺炎院内零感染目标。

4.4.2 各区域督导质控重点内容及要求详见"一干一督"管理制度。

4.4.2.1 检验组、放射组工作职责如下。

4.4.2.1.1 污染区高风险操作执行实时"一干一督"策略,其他可通过回看视频进行监控。

4.4.2.1.2 每周至少 2 次进行污染区现场督导。

4.4.2.1.3 放射科阳性患者 CT 检查(同类患者同时间段依次检查者,最后一位检查结束)后每次终末消毒操作时以及进行环境物表核酸采样时,执行"一干一督"监管政策。

4.4.2.1.4 应对清洁区无视频监控区域进行现场督导。

4.4.2.2 医废站工作职责如下。

4.4.2.2.1 全部工作时间段执行院感防控督导,应对污染区医废转运实时监控督导;清洁区医废转运由总务组实时视频督导,院感组可回放视频监控督导。

4.4.2.2.2 总务组负责落实科室层级网格区域每日二级防护用品穿戴现场督导职责。

4.4.2.2.3 污染区现场督导:院感组、总务组每周至少进行 1 次现场督导。

4.4.2.3 标本转运:由总务组负责科室网格区域督导职责,每次转运标本时进行实时视频督导,穿戴医用防护服版二级防护用品时赴现场督导。院感组日间督导覆盖率≥85%,以实时视频督导为主,不能实时视频督导者可通过回放视频进行督导;新入职标本转运人员在夜间进行转运时,需由总务组院感监督员进行实时视频监控督导,必要时监督员赴现场督导,不能单纯依靠外包单位主管督导。

4.4.2.4 环境消杀:患者入院、CT 检查后的环境消杀均由总务组或院感组负责现场督导、实时视频监控督导。院感组对医患行走路径进行实时视频监控并录制视频,并与现场督导人员及消杀人员共同制订消杀路径。

4.4.2.5 清洁区、物资配送区域:每周现场督导 1 次,日常视频抽查督导每周至少 2 次,并形成督导记录。

4.4.2.6 外来维修人员:污染区作业人员严格执行"一干一督"策略,总务组现场跟盯,院感人员实时视频督导,必要时赴现场督导。进入病区维修作业人员应由病区护士长负责安排专门感控人员进行督导。低风险区域维修作业人员应由对接部门负责督导。

4.4.2.7 进院其他人员:由对接部门负责实时防控督导。

五、院感组办公室使用管理制度

1. 目的

院感组工作人员按照工作风险区域实施隔离办公,降低感染风险。

2. 范围

适用于应急备用医院院感组、医工组、总务组、护理组所有人员。

3. 内容

3.1 办公区域分为清洁区、隔离区。

3.2 应做好各办公区域室内办公桌等环境物表的清洁消毒工作,保持工作区域干净整洁,每日至少清洁 1 次,若有污染随时清洁消毒。

3.3 隔离办公区电脑不固定专人使用,每人使用前严格执行手卫生,用消毒湿巾擦拭鼠标、电脑和桌面。

3.4 办公区域地面由保洁人员负责擦拭消毒。

3.5 隔离办公结束后(医疗救治队轮值任务完成后离开前)进行终末消毒处理并登记,擦拭消毒后再进行紫外线照射消毒 1 h。

3.6 办公电脑专人使用,使用个人密码登录。

3.7 执行信息安全管理制度。

六、个人防护用品使用管理制度

1. 目的

明确新冠病毒肺炎疫情防控期间应急备用医院不同区域工作人员防护要求及防护用品的使用范围,降低员工及患者受新冠病毒肺炎疫情医院感染的风险。

2. 范围

适用于应急备用医院所有人员,包括外来人员。

3. 定义

个人防护用品(PPE):用于保护医务人员避免接触感染性因子的各种屏障用品,包括口罩、手套、护目镜、防护面罩、防水围裙、隔离衣、防护服等。

4. 内容

4.1　工作人员防护原则如下。

4.1.1　工作人员严格执行标准预防及《医务人员手卫生规范》要求。在严格落实标准预防措施的基础上,根据接诊患者疾病的传播途径,参照《医院隔离技术规范》(WS／T 311—2009)及《医疗机构内新型冠状病毒感染预防与控制技术指南(第三版)》要求合理选择额外预防措施,如接触传播、飞沫传播、空气传播防控措施。

4.1.2　医务人员使用的防护用品应符合国家有关标准。

4.1.3　按照可能实施的操作,合理选择一次性医用外科口罩、医用防护口罩、护目镜、隔离衣等防护用品;在采集患者鼻咽拭子、吸痰、气管插管等可能发生气溶胶和引起分泌物喷溅操作时,穿一次性隔离衣或医用防护服,戴医用防护口罩、一次性乳胶手套、护目镜／防护面屏等防护用品,必要时可选用全面性呼吸防护器或正压头套三级防护。

4.1.4　可能接触患者血液、体液、分泌物、排泄物、呕吐物及接触污染物品或环境物表时,应佩戴合适的手套。戴手套前应洗手,摘手套后应立即使用流动水洗手或使用速干手消毒剂对手部进行消毒。

4.1.5　严格执行锐器伤防范措施。

4.1.6　对每位患者用后的医疗器械、器具应当按照《医疗机构消毒技术规范(2012 年版)》要求及新冠病毒肺炎疫情防控最新要求进行规范处置。

4.1.7　严格执行感染性职业暴露应急处置规程,各区域按需配置职业暴露应急处置箱,按照要求备好防护用品。应将职业暴露应急处置流程张贴在醒目位置,便于参照执行。

4.2　医院建筑分区:根据患者获得感染危险性的程度,将医院分为 4 个区域。

4.2.1　低危险区域:包括行政后勤保障区域、病区清洁区。

4.2.2　中等危险区域:潜在污染区。

4.2.3　高危险区域:污染区,如隔离病室。

4.2.4　极高危险区域:污染区,如手术室、重症监护室、内镜室。

4.3　新冠病毒肺炎疫情期间不同区域工作人员的基本防护着装要求如下。

4.3.1　医务人员的基本防护着装要求如下。

4.3.1.1 病区清洁区：执行一级防护（一次性工作帽、一次性医用外科口罩、分体装、工作鞋，根据工作需求酌情增加一次性乳胶手套等）。

4.3.1.2 病区污染区和潜在污染区执行二级防护：污染区着医用防护服版二级防护用品，戴一次性帽子、医用防护口罩、护目镜/防护面屏、一次性乳胶手套，穿医用防护服（根据操作情况加穿一次性隔离衣）、一次性鞋套；潜在污染区着隔离衣版二级防护用品。

4.3.2 保洁人员的基本防护着装要求如下。

4.3.2.1 清洁区：执行一级防护（配置含氯消毒液时需佩戴面屏）。

4.3.2.2 潜在污染区：隔离衣版二级防护。

4.3.2.3 污染区：医用防护服版二级防护。

4.3.3 防护用品穿脱流程如下。

4.3.3.1 隔离病室穿防护用品流程如下。

第一更衣区：做好手卫生→戴医用防护口罩→戴一次性帽子→戴内层一次性乳胶手套→穿一次性鞋套。

第二更衣区：穿医用防护服→戴外层一次性乳胶手套→戴护目镜/防护面屏→穿一次性靴套→穿一次性隔离衣（根据情况选择）。

4.3.3.2 隔离病室脱防护用品流程：注意查看区域红线地标，严格执行跨线操作，保持清洁操作。

一脱间：做好手卫生→脱护目镜/防护面屏→做好手卫生→脱医用防护服，摘外层一次性乳胶手套，脱外层靴套→做好手卫生→进入缓冲间。

二脱间：做好手卫生→脱一次性鞋套，跨线→做好手卫生→摘一次性帽子→做好手卫生→摘内层一次性乳胶手套→做好手卫生→摘医用防护口罩→做好手卫生→进入缓冲间，戴一次性医用外科口罩→淋浴间，沐浴更衣，佩戴一次性医用外科口罩→进入清洁区。

4.3.4 极高风险区域：可能接触大量患者的血液、体液、呕吐物、排泄物等，或者实施侵入性或易产生大量气溶胶的操作医务人员，如气管插管、气管切开、吸痰、纤支镜检查、深部血管置管以及实验室标本离心操作人员，应执行三级防护措施。具体参照手术室三级防护用品穿脱流程图。

4.3.5 医技部门防护：与病区要求相同。

4.3.6 CT检查室人员。

4.3.6.1 清洁区医护人员防护：执行一级防护（戴一次性工作帽、一次性医用外科口罩，穿分体装）；进入清洁二区CT控制室操作时，应佩戴医用防护口罩,控制室内备有一次性隔离衣,以备患者出现突发状况时医护人员开展急救工作。

4.3.6.2　污染区人员防护:执行医用防护服版二级防护。

4.3.7　标本转运人员:执行医用防护服版二级防护。

4.3.8　医废转运人员:清洁区废弃物收集转运人员执行隔离衣版二级防护,污染区医废收集人员执行医用防护服版二级防护。

4.3.9　行政办公区:佩戴一次性医用外科口罩,穿上班专用工作装。禁止工作人员穿防护服或隔离衣进入此区域。

七、新冠病毒肺炎疫情防控"一干一督"管理制度

1. 目的

明确新冠病毒肺炎疫情防控"一干一督"管理要求,尽量避免新冠病毒院内交叉感染的风险,保证疫情防控措施做实做细,实现新冠病毒肺炎院内零感染的目标。

2. 范围

适用于应急备用医院的所有人员。

3. 定义

"一干一督":在隔离区,尤其是使用中的潜在污染区、污染区以及院感评估有感控风险的区域,任何人从事任何高风险操作时,都会有另外一人进行现场或者实时视频监控督导/指导其规范操作,如患者的各种标本采集(血标本、核酸标本)、污染区医废处置、病室终末消杀、污染区维修作业。应通过实时交流实现感控风险的及时发现、即时处置,避免形成不良感控事实或感染事件发生。

4. 内容

4.1　应实时进行"一干一督"的工作内容如下。

4.1.1　二级/三级防护用品穿戴操作,需实行现场督导并检查确认穿戴规范。

4.1.2　二级防护用品摘脱操作,实行实时视频督导。

4.1.3　进行患者采血、核酸采集及其他直接接触患者的高风险操作时,

应尽量实行现场督导(可通过潜在污染区观察窗督导),不能现场督导者至少回看视频进行监控督导,确保操作无职业暴露风险。

4.1.4　现场督导病室终末消毒全流程。

4.1.5　污染区医废收集、打包、无害化操作应实时监控督导。

4.1.6　患者入院、CT检查、患者出院、离院时应实时监控督导。

4.1.7　外来人员进入隔离区维修工作时应实时监控督导。

4.2　宜实时进行"一干一督"工作。

4.2.1　对日常环境清洁消毒。

4.2.2　潜在污染区发饭、发药等。

4.2.3　标本转运。

4.2.4　患者复查。

4.2.5　清洁区医废收集、打包、无害化处置。

4.2.6　清洁区织物收集、转运。

4.3　隔离区其他工作应按照风险评估情况适时实行督导管控。

第二章　医院感染管理知识、技能培训

一、医院感染管理知识培训制度

1. 目的

通过对全院员工及相关人员进行医院感染相关法律法规、规范、标准、指南等的培训，把医院感染的预防和控制工作贯穿于医疗活动中，使全院员工及相关人员共同参与，减少医院感染的发生。

2. 范围

适用于应急备用医院的员工、患者。

3. 内容

3.1　培训原则如下。

3.1.1　将医院感染管理知识培训纳入医疗质量管理体系。医院向所有医务人员和其他专业人员（当他们开始在医院工作时）提供有关医院感染预防和控制的培训。

3.1.2　培训既要有理论知识的培训，又要有实际操作技能的培训。要结合岗位工作需要，内容精炼、针对性强，提高培训效率。

3.1.3　医院感染预防控制知识培训应实行多部门合作。培训组协调组织轮值梯队人员及所有进入院区工作的人员进行综合培训，各部门负责部门内人员的后期再培训，各科室负责人负责组织并督促科内人员接受医院感染管理知识培训。

3.1.4　员工有义务接受医院提供的有关感染预防和控制的培训，员工必须接受有关感染预防和控制新趋势的继续教育和培训。

3.2 培训形式:集中讲座、专题学习班、晨会学习、网络云培训、科室培训等。

3.3 培训内容如下。

3.3.1 应急备用医院编制的各种手册内与岗位工作相关的院感防控内容。

3.3.2 新冠病毒肺炎疫情防控相关的最新政策。

3.3.3 医院感染管理的相关法律法规、规范、标准等。

3.3.4 医院感染管理的专业理论、知识与技能。

3.3.5 医院感染预防和控制的新趋势、新业务、新技术。

3.3.6 医院感染管理质量改进活动的监测结果和趋势,以及质量监测数据明显变化趋势的应对策略。

3.3.7 感染预防与控制相关项目的政策、程序及实践的培训。

3.4 培训考核:执行各类人员培训计划要求。

4. 相关文件

4.1 《医院感染管理办法》(2006年卫生部令第48号)。

4.2 《医院感染管理专业人员培训指南》(WS/T 525—2016)。

二、委派院感专职人员的培训计划

1. 目的

明确院感组工作人员岗位培训职责及培训内容,实现对委派院感专职人员的同质化培训。

2. 范围

适用于应急备用医院的院感专班工作人员。

3. 内容

3.1 师资安排及培训方式如下。

3.1.1 院感组组长负责整体培训,安排专人完成,确定人员岗位分配。

3.1.2 岗位带教一对一培训。

3.1.3 整体培训以讲解为主,岗位带教以"视频 + 实操"的方式完成。

3.2 培训内容及进程如下。

3.2.1 整体培训,入组第一日完成。主要培训内容为院感组工作制度及相关规程、环境物表核酸采样操作。培训并考核医用防护服版和隔离衣版二级防护用品的穿脱。

3.2.2 岗位培训内容及进程,入组第二日完成。

3.2.2.1 共性培训内容:通过视频讲解定岗区域科室结构布局、科室工作流程及院感风险点、督导内容、督导方式(现场、实时视频、视频回放)、手卫生执行情况、日报书写格式及具体要求,实际操作日常清洁消毒、医废收集和无害化处置。

3.2.2.2 区域个性培训,入组第三日完成。放射科关注终末消毒时机及CT机擦拭消毒原则、环境物表核酸采集规范,检验科关注生物安全柜的使用及清洁消毒原则、标本接收及消毒处置原则、标本洒溢处置规范等。

3.2.3 换岗轮值培训如下。

3.2.3.1 评估院感组工作后,安排委派院感专职人员满1个月轮岗。

3.2.3.2 轮岗前培训,以区域岗位职责培训为主。

3.2.4 应急培训:遇到特殊应急防控任务时,首先完成医用防护服版二级防护用品穿脱培训和考核,然后突击完成岗位职责培训。

三、保洁、外来维修等后勤、物业人员的培训计划

1. 目的

制定应急备用医院后勤人员医院感染预防与控制知识和技能培训内容及科室岗位带教要求,实现应急备用医院后勤人员的同质化培训,预防院内感染的发生。

2. 范围

适用于应急备用医院院感组、培训组、总务组、医工组、物资组。

3. 内容

3.1 师资安排及培训方式如下。

3.1.1 培训组组长负责整体培训,安排专人完成,院感组辅助考核。

3.1.2 总务组安排带岗培训,依据区域岗位 SOP(标准操作规范)进行培训。

3.1.3 整体培训以讲解为主,岗位带教以实际操作的方式完成。

3.2 培训内容及进程如下。

3.2.1 整体培训时机和参与人员:工作人员入组初期、常态化培训每周 1 次,问题培训每日随时进行;参加人员为各组管辖人员。

3.2.2 岗位培训内容如下。

3.2.2.1 整体培训内容:手卫生、保洁与消毒、防护用品使用、医废处置、污水处置、洗衣房管理、职业暴露的预防与处置、新颁布的感染防控相关的法律法规等内容。

3.2.2.2 岗位培训:各组安排一对一带岗培训。

3.2.2.3 考核内容:以实战演练的方式考核手卫生、日常清洁消毒、医废打包收集和无害化处置、防护用品的规范使用(一级、二级防护用品穿脱操作)。

3.2.3 换岗培训内容如下。

3.2.3.1 换岗原则:清洁区后勤人员经培训后可以调入污染区工作,污染区后勤人员经隔离医学观察期满、核酸检测结果为阴性后调入清洁区工作。

3.2.3.2 换岗人员顶岗前,由培训组再次培训合格后,再由院感组考核医用防护服版二级防护用品的穿脱操作;总务组对其进行一对一带岗培训和考核。

四、常驻院感专班人员的培训计划

1. 目的

进一步提高应急备用医院医院感染管理专职人员的专业技能,以满足感控督导工作的需求。

2. 范围

适用于应急备用医院参加院感防控督导的工作人员,院感组、护理组、培训组、总务组、医工组组长及科内人员,检验组、放射组组长及其科室感控员。

3. 内容

3.1 医院感染管理相关法律法规。

3.2 医院感染管理相关标准和规范。

3.3 新冠病毒肺炎疫情防控相关要求。

3.4 自学参考书籍:《医院感染管理学》《医院感染学》《临床微生物学》《医院流行病学》等专业书籍。

3.5 常用网页论坛:"北大感控之窗""感控 PLUS""感染管理""SIFIC 上海国际医院感染控制论坛"等。

4. 培训议程

4.1 第一阶段(学习法律法规阶段):1周。

4.1.1 此阶段培训以基本理论、基本知识、基本技能、相关法律法规等培训为主。

4.1.2 培训方式以自学和网络学习为主。

4.1.3 集中学习关键性感控管理法规、指南后进行专题考试,并对考核结果进行分析。

4.2 第二阶段(实践培训):1月。

4.2.1 以了解医院感染暴发的识别、调查和防控,医院感染目标性监测,以及重点部门、重点环节的医院感染防控等内容为主。

4.2.2 开展质控工作、医院感染管理风险评估相关的培训。

4.2.3 培训以集中授课为主。

4.3 第三阶段(个人提升阶段):应用所学知识对组内人员、医院其他科室人员进行培训,完成科室院感防控督导工作任务,慎终如始,贯穿工作全程。

5. 培训考核目标

5.1 理论考核:法律法规考核成绩 90 分以上为合格。

5.2 操作技能:医用防护服版二级防护用品穿脱操作、环境清洁消毒、医废收集打包、称重、无害化处置,考核成绩 90 分以上为合格。按照梯队考核标准要求,若出现一票否决项,成绩高于 90 分也被视为不合格。

五、轮值医疗队院感人员的培训计划

1. 目的

明确轮值医疗队院感组工作人员的培训内容,实现院感专职人员的同质化培训要求。

2. 范围

适用于应急备用医院的医院感染管理专职人员。

3. 内容

3.1　参加医院统一培训计划,医用防护服版二级防护用品穿脱考核合格后归队院感组,接受院感组组内培训计划。

3.2　学习院感组组内感控工作制度:《院感组工作制度》《院感组工作机制》《院感组 24 小时值班工作制度》《应急备用医院环境核酸监测规程》《网格区域感控督导内容》等。

3.3　梯队院感专职人员一对一带教:病区院感质控内容和方法,病室环境物品核酸采集工作。

3.4　一对一带教病区环境物表及患者物品核酸采集:需两个梯队院感专职人员共同进入病区,完成各病区环境物表的核酸采集工作。这也是病区现场交接的过程。

3.5　医疗队院感组一对一带教效果要求:下一个梯队完成带教后应能独立开展感控工作。

3.6　必要时常驻院感专职人员亲自带教指导。

第三章 医院感染预防与控制技术操作规程

一、应急备用医院工作人员的院感防控管理规定

1. 目的

常态化疫情防控期间,加强工作人员管控,降低新冠病毒感染风险。

2. 范围

适用于应急备用医院的所有工作人员。

3. 内容

3.1 对院区内所有工作人员实行全闭环管理,各组长作为本组人员健康管理的第一责任人,须掌握组内工作人员的活动轨迹,每日认真填报工作人员健康管理登记表,建立健康管理档案,若有异常第一时间上报医务组。

3.2 工作人员类别:"两点一线"管控人员和参照"两点一线"管控人员。应独立设置这两类人员的办公室,实现物理隔离;严肃工作纪律,不"串门",不"串岗"。

3.3 人员准入管理:执行《医院进院、离岗审批流程》。

3.4 "两点一线"管控人员。人员组成:包括病区工作人员,检验组、放射组工作人员,院感组、总务组、器械组、护理组等进入污染区、潜在污染区,经院感评估需要进行"两点一线"管理的工作人员。

3.4.1 隔离住宿点:隔离酒店。

3.4.2 出入路径:居住隔离酒店人员应乘专用通勤车往返医院和隔离酒店,详见总务组《住宿管理制度》。

3.4.3 防护要求:清洁区执行一级防护;潜在污染区执行隔离衣版二级

防护,污染区执行医用防护服版二级防护。

3.5　参照"两点一线"管控人员如下。

3.5.1　人员组成:行政后勤等未接触阳性病例及污染区、潜在污染区的工作人员,解除集中隔离人员。

3.5.2　住宿:参考"两点一线"管理人员实行"医院—住所"管理模式,离开院区后禁止出入人员较多、较集中区域,禁止乘坐公共交通工具。各组长做好组内工作人员及其共同居住人员每日流调及健康管理工作,掌握工作人员的活动轨迹,建立健康管理档案,鼓励隔离住宿。

3.5.3　办公地点:按照工作风险等级分别设置办公室,以实际设置为准。

3.5.4　出入路径如下。

3.5.4.1　6号楼工作人员自院区2号门进入后,由保障楼正门出入办公场所。

3.5.4.2　1号楼清洁区工作人员自3号门进入院区后经1号楼的3号门进入1号楼,出入办公场所。

3.5.5　防护要求:执行标准预防,上下班规范佩戴一次性医用外科口罩,根据实际工作需要确定防护等级。

4. 相关文件

4.1　《中华人民共和国传染病防治法》。

4.2　《医院隔离技术规范》。

4.3　《医疗机构内新型冠状病毒感染预防与控制技术指南(第二版)》《医疗机构内新型冠状病毒感染预防与控制技术指南(第三版)》。

4.4　《关于印发外卖配送和快递从业人员新冠肺炎疫情健康防护指南的通知》。

4.5　《医院医用织物洗涤消毒技术规范》(WS/T 508—2016)。

4.6　《国家卫生健康委办公厅关于做好新型冠状病毒感染的肺炎疫情期间医疗机构医疗废物管理工作的通知》。

二、隔离病区医务人员的行为规范

1. 目的

规范医务人员在隔离病区各区域的行为规范,有效落实个人安全防护,控制传染源,切断新冠病毒传播途径,保护医护人员不被感染,降低新冠病毒医院感染风险。

2. 范围

适用于应急备用医院各区域、隔离住宿酒店各区域的所有人员。

3. 内容

3.1　岗前行为规范如下。

3.1.1　熟练掌握防护用品的穿脱程序,上岗前接受院感科培训及考核。

3.1.2　熟练掌握手卫生及洗手方法。

3.1.3　熟悉隔离病区工作制度流程及职业暴露应急预案。

3.1.4　熟悉新冠病毒肺炎诊疗方案及新冠病毒肺炎救治定点医院感染预防与控制的相关规定。

3.1.5　在定点医院工作期间,要遵循事前评估风险、事中遵循规范、事后反思改进的工作要求。

3.1.6　人人都是感控实践者和监督者,要有发现防控隐患及时上报的意识。

3.2　清洁区行为规范如下。

3.2.1　所有操作前后应遵循手卫生指征要求,正确执行洗手或手消毒方法,时间大于 15 s,戴手套不可以代替手卫生。每个洗手池标准配备非手触式水龙头、洗手液、干手纸巾。

3.2.2　正确佩戴一次性医用外科口罩并检查密合性,每 4 h 更换 1 次,如遇潮湿或污染,应随时更换。

3.2.3　正确使用一次性塑料袋:白色塑料袋盛放清洁用品,橘红色水溶性塑料袋盛放污染内穿衣,黄色医疗垃圾袋盛放医废。

3.2.4　更衣橱内按型号有序放置内穿衣,上班后更换清洁内穿衣,出污染区后,非特殊情况应沐浴更换新的内穿衣,不允许在清洁区穿戴个人生活装工作。

3.2.5　个人物品(外套、床品、笔、衣架、衣橱等)专人专用,触摸衣柜及衣架前应做好手卫生。

3.2.6　要及时关闭清洁区及缓冲区通道内的门,养成只触碰门把手开关门的习惯,触摸前后应及时做好手卫生。

3.2.7　清洁区消毒工作按照《医疗机构消毒技术规范》和《新冠病毒肺炎疫情防控方案》等最新要求做好环境(空气、物表、地面)和物品消毒工作,并记录完善(一消一监双签字)。遵循先相对清洁后相对污染,自上而下的原则进行,如遇污染随时清洁消毒。

3.2.8 规范消毒设备和消毒用品(消毒机、紫外线、手消毒剂、消毒湿巾、消毒液)的维护保养及效期管理,妥善保存含氯消毒液浓度测试纸(不受潮,无污染),含氯消毒液现用现配,连续使用不超过 24 h。

3.2.9 进入潜在污染区、污染区前不允许佩戴饰品,要保持最佳身体状况及精神状态。

3.2.10 不得逆行、交叉混用区域物品,不得将污染区和潜在污染区的任何物品逆行带到清洁区,不得将清洁区的物品随意带出病区。

3.2.11 使用防护用品前应检查其是否在效期内,且无破损。穿戴防护用品后,每次进入污染区前需两人核对防护用品是否规范穿戴齐全,必须对医用防护口罩做适合性、气密性实验。

3.2.12 感控护士或监督员对出污染区医务人员使用防护用品情况进行实时监督、纠正并记录,发现问题需再次培训。

3.2.13 离开清洁区回隔离酒店时应更换清洁分体装,并对手机等私人物品进行消毒。

3.3 污染区行为规范如下。

3.3.1 进入污染区、接触患者前,应根据拟实施的操作评估暴露风险,提前制订好应对预案并进行沙盘推演,达到熟练掌握,从而应对措施。

3.3.2 接收新冠病毒肺炎患者前,按照病室标准配备清单,提前配齐患者所需物品,避免反复进出患者病室。

3.3.3 污染区的消毒工作按照《医疗机构消毒技术规范》和《新型冠状病毒肺炎疫情防控方案(第三版)》等最新要求要求做好环境(空气、物表、地面)和物品消毒工作,并记录完善(一消一监双签字)。遵循先相对清洁后相对污染、先高后低的原则进行,每日消毒不少于 2 次。

3.3.4 在污染区工作期间,随时关注防护用品的有效性,如遇可能暴露情况,按照呼吸道职业暴露应急处置流程执行。不聚集聊天,避免蹲卧等任何影响口罩及防护用品密闭性的动作。

3.3.5 采集核酸前,医生通知护士用 PDA (掌上电脑)扫码,准确记录采集时间。

3.3.6 患者外出做 CT 检查前,应按 CT 检查防护穿着清单为患者穿戴防护用品。

3.3.7 将患者的少量痰液用过氧化氢湿巾收集进小塑料袋,扎紧后扔进医疗垃圾袋后密闭放置;对大量排泄物按照污物处置流程规范处置。

3.3.8 患者由确诊病区转至集中隔离医学观察病区或由集中隔离医学观察病区离院时,确需带走的贵重物品须经消毒处理,建立消毒物品清单台账,留存消毒现场照片,提前联系院感专职人员进行消毒后物品的核酸采样,核酸检测结果为阴性方可带走。

3.3.9 病区终末消毒要彻底,做好所有物品及环境清洁消毒,消毒后进行核酸检测。

3.3.10 污染区操作应双人在岗,互相督导、安全操作。

3.4 缓冲区行为规范如下。

3.4.1 每位出污染区医务人员,需提前电话通知感控监督员实时督导防护用品摘脱全流程,确保防控安全,防止职业暴露等不良感控事件发生。

3.4.2 脱防护用品需规范执行防护用品摘脱程序(按照上墙流程图进行)。

3.4.3 脱医用防护口罩后执行快速手卫生,并立即佩戴一次性医用外科口罩,尽可能减少呼吸道暴露时间。

3.4.4 每次出污染区后注意反思工作过程中可能存在的问题,及时上报科主任、护士长讨论解决并立行立改。

3.4.5 缓冲区的消毒工作与污染区相同。

3.5 生活区行为规范如下。

3.5.1 不得在病区内就餐,工作结束后及时撤离隔离病区。

3.5.2 "两点一线"管理中,工作人员须准时乘坐通勤车,上下班坐车要扫码填写信息,乘车期间保持安全距离,间隔就座。

3.5.3 入住隔离酒店期间按要求进行轨迹登记,不得相互串门、聚集,正确佩戴一次性医用外科口罩,做好手卫生,保持安全交际距离。

3.5.4 进隔离酒店前做好手卫生,必要时更换一次性医用外科口罩,确认手机等私人物品已消毒,穿着个人清洁衣物。

3.5.5 尽量不网购物品,如果确实需要,请按照接收快递感控要求规范消毒后接收,在医院门口(2号门、3号门)/入住酒店入口处按照要求佩戴一次性医用外科口罩、一次性乳胶手套,使用消毒湿巾进行表面消毒后再收取;接收大宗物品时应加穿一次性隔离衣。

3.5.6 应按照医废规范处置隔离酒店内产生的垃圾。

三、新冠病毒肺炎疫情防控期间办公场所的院感防控管理规范

1. 目的

新冠病毒肺炎疫情期间,明确办公场所感控管理要求,防止交叉感染。

2. 范围

适用于医院科室/部门、员工。

3. 内容

3.1 基本要求如下。

3.1.1 工作人员需规范佩戴一次性医用外科口罩进出办公室。多人办公室应持续佩戴一次性医用外科口罩,每4～6 h更换1次,遇污染或潮湿,随时更换。聚集性疫情暴发期间,工作人员应佩戴医用防护口罩。

3.1.2 工作人员应每日进行健康状况监测并上报自己的责任部门,如遇身体不适,应及时上报医务组并就医,体温检测每日2次并记录,特殊情况下随时检测并记录。

3.1.3 严格执行手卫生措施。

3.1.3.1 清洁操作前,如饮食前、加工制作食品饮料前、触摸口鼻和眼睛前,做好手卫生。

3.1.3.2 污染操作后,如咳嗽、打喷嚏用手捂口鼻后、大小便后、触摸钱币后、接触或处理各种垃圾和污物后,做好手卫生。

3.1.3.3 手部有明显污染物时,做好手卫生。

3.1.3.4 触摸门把手、电梯按键等各类高频接触的物表后,做好手卫生。

3.1.4 注意个人卫生习惯,避免用未清洁的手触摸口、眼、鼻,打喷嚏、咳嗽时用纸巾遮住口鼻或采用肘臂遮挡等。

3.1.5 保证手卫生设施便捷可用:在大堂、出入口、电梯口、会议桌、办公桌等处配备速干手消毒剂,卫生间要配备足够的洗手液,保证水龙头等供水设施正常工作。

3.1.6 做好办公室通风管理。

3.1.6.1 行政管理部门办公室每日开窗通风不少于3次,每次不少于30 min,加强室内空气流通。

3.1.6.2 做好医疗特定区域(如病区清洁区的办公室)的通风管理。

3.1.6.2.1 在关闭清洁区负压通风系统的情况下,可以开启清洁区办公室门窗及清洁区走廊两端对外的窗子,但需关闭清洁区走廊通向辅助用房的房间门,如缓冲间、更衣间。

3.1.6.2.2 持续开启负压系统的情况下,不得开启外窗,避免负压失效。

3.1.7 控制进入办公场所的人员数量,尽可能安排工作人员隔位、分散就座,并保持 1 m 以上距离。

3.1.8 宜采用网络化、无纸化办公,尽量减少工作人员的频繁直接接触。

3.1.9 各办公区域严格着装,不得穿戴污染工作服进入清洁区。

3.1.10 办公室保持"6S"(整理(Seiri)、整顿(Seiton)、清扫(Seiso)、清洁(Seiketsu)、素养(Shitsuke)、安全(Security))管理到位,各组组长为办公室防控管理第一责任人。

3.2 环境物表和地面清洁消毒要求:对隔离区的清洁区,每班次清洁消毒;对行政保障楼办公区域,每日清洁消毒至少 2 次;对公用高频接触物表如电脑、键盘、鼠标、电话、灯开关、门把手、电梯按键等公用设备设施,可加强表面清洁的消毒频次并记录。使用含有效氯 500 mg/L 的消毒液,消毒作用 30 min。对怕腐蚀物表必须使用半湿清水抹布擦拭清除残留消毒液。清洁地面时,应使用含有效氯 500 mg/L 的消毒液,消毒作用 30 min 后,尽量使用半湿清水拖布擦拭清除残留消毒液。地面和物体有体液、呕吐物等污染时执行《污物洒溢处置流程》,有疑问可随时联系院感专职人员指导。

3.3 行政保障楼设立预检入口,对外来人员严格落实"一看一测一查一问"预检制度;对常驻办公室员工采取看胸卡 + 远红外测温或使用电子测温仪监测体温的方式。

3.4 行政保障楼总体防控管理由院办公室负总责,各区域管理责任人为感控督导第一主体责任人,区域网格与安保组发布的网格区域规定相同。

3.5 会议室管理要求如下。

3.5.1 疫情期间尽量减少会议、培训等人员聚集性活动和集体性室内活动,减少开会频次并缩短会议时间,会议期间温度适宜时应当开窗或开门。宜选择网络视频会议等非面对面会议形式。

3.5.2 组织大型会议需按照院办公室关于会议室组织管理办法提前做好疫情防控方案,并上报指挥部。

3.5.3 按照医院要求加强参会人员的流行病学史调查并留取相关资料。

3.5.4 会议室空气管理要求如下。

3.5.4.1 每日通风不少于 30 min 并有记录,确保会议室内空气流通。

3.5.4.2 会议室密闭或者会议室通风不良的情况下,需配备空气消毒机;集中会议期间持续开启空气消毒机,消毒净化室内空气。

3.5.4.3 空气消毒机外置滤网至少每周清洁消毒 1 次并做记录。

3.5.5 会议室防护物品的配备:开放使用会议室应常备防护物品箱 1 个,箱内建议配备一次性单包装医用外科口罩 20 个、一次性乳胶手套 5 副、速干手消毒剂 1～2 瓶、医疗垃圾袋 6 个、白色装物袋 6 个,防护物品配备数量可根据会议室参会人数增加或减少。

3.5.6 会议室环境物表和地面保洁:常用会议室每日常规保洁 1 次,每次使用后进行会议室终末消毒处置。

3.5.6.1 会议室终末消毒处置方法:先用复合醇消毒湿巾擦拭桌椅等物表,然后使用浸泡含有效氯 500 mg/L 的消毒液地巾擦拭地面,消毒 30 min 后,尽量使用半湿清水地巾擦拭清除残留消毒液。地面和物体遇污染应根据污染性质合理选择并使用消毒液规范处置,不了解的情况下可随时咨询院感专职人员。最后,对室内空气使用紫外线灯照射消毒 1 h 或空气消毒机消毒净化 1 h。

3.5.6.2 会议室清洁消毒后应及时记录。

3.6 废弃物管理。

3.6.1 隔离区生活办公场所的所有生活垃圾、使用后的一次性医用外科口罩等防护物品均作为感染性医疗垃圾统一规范处置,医废收集打包与感染性医疗垃圾打包操作相同。非本土新冠病毒肺炎疫情暴发期间,行政保障楼产生的垃圾按照普通医疗机构废弃物规范分类处置。新冠病毒肺炎疫情暴发期间,行政保障楼办公区的废弃物的管理与隔离区相同。

3.6.2 行政保障楼医废交接地点:楼内垃圾暂存点设在 1 楼独立房间内,由专门的保洁员管理。

3.7 环境物表核酸检测:每周 1 次,行政保障楼的标本由院办负责安排专人采集,采集后由标本转运人员转运至检验科。

3.8 住宿管理由住宿管理组组长负责。

四、患者入院、出院、离院的防控管理规范

1. 目的

加强应急备用医院患者管理,防止院内交叉感染,进入应急备用医院的患

者应经专用通道由专人引导,方可进入隔离病室。

2. 范围

适用于所有进入应急备用医院的患者。

3. 内容

3.1 患者入院流程如下。

3.1.1 病区收到接诊患者通知后做好准备,医师及护士各1人带污染区门禁卡在救护车到达院区前5 min左右至接诊地点等候接诊。

3.1.2 转运车辆到达后,按指定路线至病区1楼患者入院门厅,按地标引领患者进入病区。

3.1.3 如患者需要行CT检查,病区医生、护士应在4号楼1楼患者门厅与120专车人员交接患者,并按指定路线至放射科行CT检查,检查结束后引导患者至病区隔离。

3.1.4 护士负责患者携带的大件行李的消毒工作,将患者的大件行李运送至大件行李消毒处进行消毒,消毒后将其置于行李暂存间暂存;患者离院前2~3天,院感专职人员对患者的大件行李进行核酸采样,结果为阴性后方可带出。

3.1.5 按规定行传染病上报工作。

3.1.6 患者入院具体路径如下。

3.1.6.1 直接入病区:患者经住院楼1楼患者入院门厅→患者专用梯→病室。

3.1.6.2 如需CT检查:患者由4号医技楼患者门厅→CT室检查,检查结束→院区患者路径→3号楼患者门厅→乘10号患者专用梯→进入病室。

3.2 患者进入病室后应更换患者服;需要重复使用的个人物品及换下的衣服被集中消毒处理后,经核酸检测为阴性后方可带出。

3.3 指导患者正确选择、佩戴口罩,正确实施咳嗽礼仪和手卫生。

3.4 原则上被隔离的患者的活动范围限于隔离病区内,减少患者的移动和转换病室,若需要离开隔离病区,患者应当佩戴医用防护口罩等防护用品。

3.5 患者在住院期间非必须不允许被探视。

3.6 确诊患者出院、转科时,应更换清洁衣服后离开,医护人员按《医疗机构消毒技术规范》对其接触环境及空气进行终末消毒。

3.7 用75%的酒精对患者住院期间使用的个人电子产品进行擦拭消毒,

应对患者需复用衣物进行消毒处置,后进行核酸检测,结果为阴性方可随患者带出。

3.8 患者死亡后,对尸体及时进行处理。处理方法:用含有效氯 3 000～5 000 mg/L 的消毒液棉球或纱布填塞患者的口、鼻、耳、肛门等所有开放通道;用浸有消毒液的双层布单包裹尸体,装入双层尸体袋中,由专用车辆直接送至指定地点火化。

3.9 患者出院或转科流程如下。

3.9.1 病区接专家组通知,患者需转科继续治疗,首先评估患者的病情,准备必要的吸氧、抢救设备,完善病历书写。

3.9.2 专家组同时电话联系转入科室,交代患者的基本情况,商定转科时间,并在微信群内通知。

3.9.3 护士将患者所需带走的物品按规范消毒后装入白色塑料袋并扎紧袋口,院感专职人员对物品进行核酸采样送检(出院患者在出院前 2～3 天采样),核酸检测结果为阴性方可带出。

3.9.4 转出科室的医护人员根据患者的病情指导患者穿戴防护用品(医用防护口罩、一次性乳胶手套、一次性帽子、一次性鞋套),携带所需抢救设备、吸氧设备,按规定的路线护送患者至转入科室患者入口交接。

3.9.5 转入科室医护人员在指定位点交接患者,将患者护送至病室,继续隔离观察治疗。

3.10 患者离院流程:按照文件要求,由医院联系所属区市指挥部,区市指挥部安排车辆点对点进行转接,具体流程如下。

3.10.1 预计集中隔离医学观察人员隔离期满时间,医务组对接病区,确定离院后目的地及人员基本信息,填写《治愈确诊患者/无症状感染者情况说明》《离院人员信息统计表》。

3.10.2 根据目的地的不同将《治愈确诊患者/无症状感染者情况说明》及《离院人员信息统计表》推送至所属区市,离鲁或离青人员应提前 3～4 天报送,本地人员应提前 1～2 天报送。

3.10.3 医务组与区市对接,确定离院日期,并通知病区。

3.10.4 病区按照规定的离院时间下达"离院"医嘱,医务组准备交接材料,包括出院记录、最后 2 次核酸报告,解除隔离证明。

3.10.5 待离院人员更换新衣物,戴一次性医用外科口罩或医用防护口罩,由医护人员按指定路线引导至患者出口处,与区市指挥部进行交接,填写交接单,交接过程应有录像。

3.10.6 交接完毕,医护人员按规定路线返回病区继续工作。

3.10.7 对病区进行终末消毒。

3.10.8 离院患者随身物品及大件行李的处置与出院患者相同。

3.11 离院后患者复诊流程:离院后人员根据新冠病毒肺炎防治要求在离院后按时到医院复诊。

3.11.1 复诊人员佩戴一次性医用外科口罩,未佩戴口罩者由医务人员提供一次性医用外科口罩。

3.11.2 复诊路径:应急备用医院院区 1 号门→2 号楼 1 楼出院门厅(2号楼全部启用后,复查门诊启用 1 号门备用复查门诊处)→进入诊室,检查结束按原路径离开。如果患者需做 CT 检查,则有医生引领至移动 CT 车,检查后带回至救护车。

五、负压病室的医院感染管理规范

1. 目的

规范新冠病毒肺炎疫情防控期间负压病室的医院感染管理,保持功能正常。

2. 范围

适用于应急备用医院院区内的负压病室。

3. 内容

3.1 建筑布局如下。

3.1.1 病室采用负压通风,上送风、下排风;病室内送风口应远离排风口,排风口下缘靠近地面,但应高于地面 10 cm;病室应具有相对良好的密闭性,保持门窗关闭。

3.1.2 负压病室需设置压差显示装置,与其相邻相通的缓冲间、缓冲间与医护走廊宜保持不小于 5 Pa 的负压差,确有困难时负压差不小于 2.5 Pa。

3.1.3 排风应经过高效过滤器处理,确保无害后排出。

3.1.4 病室外安装压差表,便于观察。

3.1.5 配备有效、便捷的手卫生设施。

3.1.6 设置独立卫生间。

3.2 消毒隔离如下。

3.2.1 按照要求合理安置患者,若条件允许宜尽量单间安置;患者病情许可时,应佩戴一次性医用外科口罩或医用防护口罩。

3.2.2 集中进行诊疗和护理,减少人员出入频率。

3.2.3 应尽量减少不必要的患者转运,如需要转运,应做好个人防护,减少对其他患者、医务人员和环境表面的污染。

3.2.4 室内地面和物表消毒:应对新冠肺炎确诊患者使用后的物表使用合格的消毒湿巾擦拭消毒;每日用含有效氯 1 000 mg/L 的消毒液(卫生间及周边区域使用含有效氯 2 000 mg/L 的消毒液)对地面进行擦拭消毒,作用 30 min,每日消毒 2 次。

3.2.5 患者出院后进行病室终末消毒处理,按照《病室终末消毒处置规程》执行。

3.3 医务人员防护如下。

3.3.1 根据各区域防护要求,规范穿戴防护用品;离开隔离病室时按要求摘脱防护用品,并正确处理使用后的物品。

3.3.2 进入清洁区域,须着工装,佩戴一次性医用外科口罩和一次性帽子,并根据工作需求选择是否加戴一次性乳胶手套并加穿一次性鞋套。

3.3.3 进入潜在污染区或污染区,应严格按照《二级防护用品穿脱流程》穿脱个人防护用品。

3.3.4 其他防护用品的使用参见《个人防护用品使用管理制度》。

3.4 维护与监测如下。

3.4.1 使用中的负压病室负压值:每班监测记录 1 次,并通过压差表观察压差。

3.4.2 备用状态的负压病室负压值:每周至少监测记录 1 次。

3.4.3 后勤部(器械科)负责备用状态负压病室的设备日常维护管理工作并做记录,检查系统的完好性、墙面及门有无异常开缝等情况;使用中的负压病室由使用科室负责。

3.4.4 患者离院后,对风口表面使用含有效氯 1 000 mg/L 的消毒液(若污染严重,使用含有效氯 2 000 mg/L 的消毒液或者直接使用络合氯消毒湿巾)擦拭消毒,作用 30 min,如果风口材质怕腐蚀,应再用半湿润清洁抹布擦拭,去除残留消毒液。

3.4.5 负压报警故障时,应及时联系医工科进行维修。进出负压病室的工作人员必须按要求做好隔离防护。

六、应急备用医院环境物体表面的核酸监测管理规程

1. 目的

加强应急备用医院环境及其物品、设施设备、患者个人物品等的核酸监测管理,降低新冠病毒肺炎医院感染的风险。

2. 范围

2.1　采集范围:应急备用医院各区域环境物表、通勤车、隔离酒店、患者物品等。

2.2　使用人员:应急备用医院所有人员。

3. 内容

3.1　监测频次及时间如下。

3.1.1　医院环境物表核酸监测每周 1 次。本土疫情暴发期间执行最新防控要求。

3.1.2　患者个人物品的核酸采集在其出院、离院前各 1 次。

3.2　监测范围:应急备用医院所有区域环境、通勤车、隔离酒店、患者物品等。

3.3　标本采集人员:病区内环境物表和患者物品核酸标本采集原则上由各医疗队院感组专职人员负责,病区以外环境物表核酸标本采集由专班常驻院感组人员负责。特殊情况下由院感组组长协调安排。

3.4　患者个人物品核酸检测联系机制:病区接到患者出院、离院前核酸检测的通知后,病区护士长列出患者的物品清单(包括大件行李),报告其医疗队院感组组长,组长安排采集。

3.5　采样时个人防护要求:清洁区着一级防护,潜在污染区着隔离衣版二级防护,污染区着医用防护服版二级防护。

3.6　环境标本检测方法:对高风险环境标本采取 1∶1 或者 1∶5 的采集方法,对低风险环境标本采取 1∶10 混检的方法。

3.7　采样方法:参照《医院消毒卫生标准》(GB/T 15982—2012)关于物表的采样方法。

3.8　信息管理如下。

3.8.1 环境物表核酸阴性检测结果,由院感科纳入日常环境监测报告信息管理。

3.8.2 环境物表核酸检测结果出现阳性标本时,检验组及时上报医务组和院感组组长,由医务组组长上报指挥部。

3.8.3 隔离病区的清洁区环境物表核酸阳性应急处置预案如下。

3.8.3.1 立即封闭隔离该区域,严格限制该区域人员活动。

3.8.3.2 院感组立即安排院感专职人员对该区域进行环境物表核酸采样送检。

3.8.3.3 院感组协调运行保障专业保洁人员着医用防护服版二级防护,对该环境进行终末消毒处置工作,全程由专班院感专职人员督导质控。

3.8.3.4 完成环境终末消毒处置后,由院感专职人员再次进行环境物表核酸采样,检测结果为阴性方可常规使用。

3.8.3.5 医务组负责统筹安排原隔离区清洁区工作人员的隔离管控和人员替换。医务组做出管控方案并上报医院指挥部,指挥部上报青岛市卫生健康委员会医政处,得到同意后落实执行。

3.8.3.6 应急处置结束后,由该区域院感组组长负责及时进行根因分析并形成报告,上报指挥部。

3.8.4 污染区环境物表核酸检测阳性应急处置预案:

3.8.4.1 污染区出现环境物表核酸检测阳性时,执行3.8.2。

3.8.4.2 立即对该区域进行终末消毒并复采环境表面核酸标本送检,直至核酸检测结果呈阴性。

3.8.4.3 处置结束后用PDCA质量改进工具进行分析整改,并提交整改报告,留档保存。

4. 相关文件

4.1 《新型冠状病毒肺炎防控方案(第八版)》。

4.2 《医疗机构内新型冠状病毒感染预防与控制技术指南(第三版)》。

七、隔离酒店、通勤车环境物体表面的核酸采样管理规程

1. 目的

规范隔离酒店及通勤车的环境物表核酸采样。

2. 范围

适用于租用隔离酒店、健康管理病区通勤车、阳性病区通勤车。

3. 内容

3.1 环境物表采集时机如下。

3.1.1 每周进行隔离酒店及通勤车的常规物表采样。

3.1.2 房间终末消毒后采样。

3.2 环境物表核酸采样管理规定如下。

3.2.1 该区域环境物表核酸采样工作由专班院感专职人员完成。

3.2.2 防护要求:隔离衣版二级防护。

3.2.3 采集路径及防护要求如下。

3.2.3.1 采集前一日,返回酒店前,于院感办公室内备齐采集标本用物及防护物资,于2号楼1楼更衣间内着隔离衣版二级防护,于1号门旁洗消间拿取标本转运箱,随通勤车将物品置于酒店采样物品存放点单独保存。

3.2.3.2 采集日早7:00,住宿区院感专班人员(非定点督导人员)着隔离衣版二级防护采集阴性病区通勤车核酸标本,乘坐阴性区通勤车到达宜必思酒店进行环境物表采样。

3.2.3.3 院感专职人员(放射科定点)着隔离衣版二级防护采集阳性病区通勤车及格林酒店的环境及物表核酸标本。

3.2.4 两人采样结束后摘脱防护用品→重新着隔离衣版二级防护,乘阳性病区通勤车返回院区→院区内4号楼医护门厅处下车,至4号楼1楼东区标本接收处放置标本→将标本转运箱消毒后放回洗消间→由内线至标本接收处、消杀区域外围进入脱卸区摘脱防护用品。

3.3 采样用车管理规范如下。

3.3.1 院感专班人员在采样前一日联系通勤车管理人员,协调并确认转运采样人员及标本的车辆。

3.3.2 环境物表核酸采集工作结束后,由院感专班工作人员联系返回用车。

八、新冠病毒肺炎疫情期间工作人员的核酸采样处置规程

1. 目的

规范新冠病毒肺炎疫情期间工作人员的核酸标本采集、转运、交接流程,

确保标本转运安全,防止发生院内交叉感染。

2. 范围

适用于应急备用医院的所有工作人员。

3. 内容

3.1　采样地点:院区内核酸采样点、隔离住宿酒店采样点、保障楼核酸采样点。

3.2　防护措施:采样点工作人员着医用防护服版二级防护。

3.3　采样时间:按照医务组拟定时间进行采样工作。

3.4　采样结束后标本的处理:采集标本后,采样人员将标本置于标本袋内,双层密封,使用75%的酒精或含有效氯2 000 mg/L的消毒液喷洒或用络合氯消毒湿巾擦拭密封袋外侧,放入生物安全转运箱内密闭封存,给标本转运箱擦拭消毒后,将其置于预定的标本接收处。

3.5　标本运送。

3.5.1　标本转运人员:经过培训的标本转运专业人员。

3.5.2　标本转运人员防护要求:医用防护服版二级防护。

3.5.3　转运箱消毒:使用75%的酒精或含有效氯2 000 mg/L的消毒液或用络合氯消毒湿巾擦拭消毒。

3.5.4　标本转运路径如下。

3.5.4.1　标本转运人员经4号楼1楼转运消杀更衣处着医用防护服版二级防护→经4号楼1楼患者门厅→5号楼患者出院门厅处→携生物安全转运箱沿原路返回4号楼2楼检验科→将生物安全转运箱放置于检验科标本接收窗口→返回4号楼1楼转运消杀人员摘脱间规范摘脱防护用品。

3.5.4.2　酒店采集点的标本由采样人员乘坐120车转运至4号楼患者门厅标本存放处,并由院内标本转运人员转运至检验科。

3.6　采样点工作人员规范摘脱防护用品。

九、职业暴露的应急处置规程

1. 目的

为应急备用医院遭受感染性职业暴露的员工提供现场紧急处理方法、咨询、评估,维护员工的身心健康。

2. 范围

适用于应急备用医院的所有人员。

3. 定义

3.1　医务人员职业暴露：医务人员在从事诊疗、护理活动过程中接触有毒、有害物质，或传染病病原体，从而损害健康或危及生命的一类职业暴露，分为感染性职业暴露、放射性职业暴露、化学性职业暴露及其他职业暴露。本规程中医务人员职业暴露特指感染性职业暴露。

3.2　职业接触：劳动者在从事职业活动中，通过眼、口、鼻及其他黏膜、破损皮肤或非胃肠道接触含血源性病原体的血液或其他潜在传染性物质的状态，如新型冠状病毒肺炎。

3.3　血源性病原体：存在于血液和某些体液中，能引起人体疾病的病原微生物，如乙型肝炎病毒（HBV）、丙型肝炎病毒（HCV）、艾滋病病毒（HIV）、梅毒。

3.4　空气传播：带有病原微生物的飞沫核（直径≤5 μm）长时间大范围地悬浮在空气中所致的疾病传播。空气传播疾病可以分为专门经空气传播疾病（如肺结核）和优先经空气传播疾病。此外，引发气溶胶的操作也可通过飞沫核在短距离内发生机会性疾病传播。

3.5　气溶胶：固体和/或液体微粒稳定地悬浮于气体介质中形成的分散体系。微粒中含有微生物或生物大分子等生物物质的称为生物性气溶胶，其中含有微生物的称为微生物气溶胶。感染性气溶胶在空气中扩散并污染局部空气，当工作人员吸入污染的空气达到一定数量，便可引起相关感染。

3.6　飞沫传播：主要通过感染者（传染源）在咳嗽、打喷嚏和说话时传播。这些带有病原微生物的飞沫在短距离（通常距离<1 m）内的空气中扩散，进入易感人群的眼睛、口、鼻、咽喉等黏膜时发生传染，如传染性非典型肺炎（SARS）、流行性感冒、猩红热、新型冠状病毒肺炎。

3.7　接触传播：病原体通过手、媒介物直接或间接接触导致的传播，如肠道感染、皮肤感染、新型冠状病毒肺炎。

4. 内容

4.1　现场紧急处置如下。

4.1.1　工作人员的面屏/护目镜、口罩被血液、体液污染时，即刻使用消毒湿巾擦拭,按照污染程度判断是否返回清洁区。返回后如需继续工作,应按照清洁区进入污染区路径规范穿着防护用品后方可回到岗位。

4.1.2 工作人员的防护服被血液、体液污染时,应立即评估污染程度。如少许污染且防护服完整,须立即使用消毒湿巾擦拭,然后返回工作岗位。如大量污染且不确定防护服是否完整,须使用消毒湿巾擦拭,然后即刻经返回路径(一脱间、二脱间)至清洁区;如需返回工作,应按照清洁区进入污染区路径规范穿着防护用品后方可回到岗位。

4.1.3 工作人员的防护用品(一次性乳胶手套)被血液、体液污染或外层一次性乳胶手套破损时,立即进行手卫生,并使用应急处置箱内的消毒液试验内层一次性乳胶手套是否破损,若单纯外层一次性乳胶手套破损,进行手卫生后更换清洁一次性乳胶手套方可回到工作岗位。

4.1.4 防护用品脱落发生皮肤、黏膜暴露时,应做如下紧急处置,然后立即经返回路径(一脱间、二脱间)至清洁区,转移至医疗留观室。

4.1.4.1 发生血液、体液喷溅污染皮肤时,即刻清除污染物并消毒,然后迅速经返回路径在一脱间脱下防护服,在一缓间用清水彻底清洗干净,用75%的酒精擦拭消毒后,规范摘脱防护用品,并从清洁区转移至医疗留观室。

4.1.4.2 血液、体液喷溅污染黏膜或发生眼部暴露时,迅速退出病室到污染区走廊,先就近使用职业暴露应急处置箱内的生理盐水冲洗黏膜或眼部污染物,然后快速到一脱间脱下防护服,在一缓间反复用流动水或生理盐水冲洗干净后再规范摘脱其他防护用品,安全返回清洁区。

4.1.4.3 呼吸道防护措施失效时应即刻用规范实施手卫生后的手捂住口罩或紧急外加一层口罩等措施保护呼吸道,撤离污染区。必要时迅速呼叫同组队员一同至一脱间协助自己脱下防护用品,并从清洁区转移至医疗留观室。

4.1.5 发生锐器伤时,立即至病区相对清洁区域脱去一次性乳胶手套,未受伤的手脱下外层一次性乳胶手套,被扎伤的手脱下两层一次性乳胶手套,由近心端向远心端轻轻挤压,尽可能挤出损伤部位的血液,然后用75%的酒精或碘伏给刺伤部位消毒,必要时包扎伤口,按正常摘脱防护用品流程离开污染区。

4.2 上报并进行预防性干预处置。

4.2.1 立即报告科室感控员,感控员指导应急处理后立即上报科室主任或护士长,科室负责人上报院感科,院感科上报医务组,评估暴露风险后进行后续处置。

4.2.2　如果暴露者为外围工作人员,立即电话报告常驻院感组长,处置后及时通过院感监测系统填报职业暴露登记表。

4.2.3　由隔离点专家对暴露者进行评估,确定隔离与治疗方案。

十、新冠病毒肺炎患者的标本转运规程

1. 目的

规范新冠病毒肺炎患者标本采集、转运、交接流程,确保标本的安全,防止发生院内交叉感染。

2. 范围

适用于门诊、病区、手术室、ICU、检验科。

3. 内容

3.1　对采集人员的要求如下。

3.3.1　采集人员资质要求:从事新冠病毒检测标本采集的技术人员应当经过实验室生物安全和防护技能培训且合格。

3.3.2　防护要求:标本采集人员着医用防护服版二级防护。

3.2　采集后的标本装入密封袋,使用75%的酒精或含有效氯2 000 mg/L的消毒液喷洒或擦拭密封袋外侧,将标本装入清洁生物安全转运箱内密闭封存,置于患者入院门厅标本接收处。

3.3　标本采集完毕应尽快送检,室温存放不超过4 h。

3.4　标本转运。

3.4.1　标本转运人员:经过培训的标本转运专业人员。

3.4.2　标本转运人员防护要求:着医用防护服版二级防护。

3.4.3　转运容器消毒:转运及存放标本的容器使用前后需使用75%的酒精或含有效氯2 000 mg/L的消毒液喷洒消毒或用消毒湿巾进行擦拭。

3.4.4　转运路径如下。

3.4.4.1　2号楼病区标本转运路径:标本转运人员经4号楼转运消杀人员通道着医用防护服版二级防护→乘13号患者专用梯至4号楼2楼检验科→领取检验科消毒后的空生物安全转运箱→携空生物安全转运箱乘13号患者专用梯至4号楼1楼→经医技综合楼门厅→院区患者路径→2号楼患者入院门厅→乘7号患者专用梯至2号楼2楼病房门口标本接收区→将空的生物安全

转运箱放置标本接收区→按要求擦拭消毒标本箱→携标本箱原路返回4号楼检验科→将生物安全转运箱放置于检验科标本接收窗口→经转运消杀人员摘脱间摘脱防护用品。

3.4.4.2 3号楼病区标本转运路径:标本转运人员经4号楼转运消杀人员通道着医用防护服版二级防护→乘13号患者专用电梯至4号楼2楼检验科→领取消毒后的空标本转运箱→携空标本箱乘13号患者专用电梯至4号楼1楼→经患者门厅→院区患者路径→3号楼患者入院门厅→乘10号患者专用梯至3号楼3楼标本接收区→将空标本箱放置于标本接收区→擦拭已放置标本的转运箱为其消毒→携标本箱原路返回4号楼2楼检验科→将生物安全转运箱放置于检验科标本接收窗口→经转运消杀人员摘脱间摘脱防护用品。

3.4.4.3 2号楼1楼采样点标本转运路径:经4号楼1楼转运消杀人员通道着医用防护服版二级防护→4号楼患者门厅→经院区患者通道→2号楼患者出院门厅处→携生物安全转运箱沿原路返回4号楼2楼检验科→将生物安全转运箱放置于检验科标本接收窗口→回转运消杀人员摘脱间摘脱防护用品。

3.4.4.4 多个位点转运标本时,遵循相对清洁位点到相对污染位点。

3.4.5 检验科工作人员用消毒湿巾擦拭生物安全转运箱外侧,在生物安全柜中取出标本,检验科工作人员使用75%的酒精或含有效氯2 000 mg/L的消毒液喷洒或用消毒湿巾擦拭箱体内、外侧,备用。

十一、物资配送的操作规程

1. 目的

做好新冠病毒肺炎疫情期间院内物资的传送。

2. 范围

适用于所有有物资传送需求的科室。

3. 内容

3.1 院内物资传递管理要求如下。

3.1.1 对外来物资的物流信息进行追溯,确认物资路径、来源地信息。

3.1.2 对中高风险地区的物资严格做好运输外包装的消毒后方可在院内使用。

3.1.3 运送清洁物资前,运送员执行一级防护。

3.1.4 运送物资过程中,运送人员应严格执行手卫生,尽量避免直接用手接触楼梯扶手、电梯按钮等公共设备和设施。

3.1.5 携带清洁物资乘医务电梯进入病区相应楼层,将其置于医务电梯门口物品交接线外,电话通知病区医务人员进行接收。

3.1.6 如果确实需要人力送至污染区,应及时联系院感组,通知病区感控员负责监管进入污染区运送人员的职业防护安全,完成工作、规范摘脱防护用品后离开,根据风险评估进行相应管理。

3.2 病区内物资传递管理要求如下。

3.2.1 病区医务人员接到外勤人员配送电话后,至病区医护门厅物品交接线处核收物资。

3.2.2 病区医务人员携物资,应按要求进行安置。

3.2.2.1 需进入清洁区的物资,由医务人员从物品交接线处接入。

3.2.2.2 需进入半污染区的物资,由医护人员从疏散通道 1 传送。

3.2.2.3 需进入污染区的物资,由医护人员进入污染区工作时带入或经物资传递窗传递。

十二、复用医疗器械的处置规程

1. 目的

规范诊疗仪器用品清洁消毒方法,控制外源性感染,保障医疗安全。

2. 范围

适用于科室人员、转运人员、从事消毒灭菌的专业人员。

3. 内容

3.1 管理要求如下。

3.1.1 各科室设专人负责诊疗仪器的清洁消毒并记录。

3.1.2 科室从事清洁、消毒和灭菌的人员,需经过相关的岗前培训、在职感控培训,具有清洁、消毒、灭菌操作技能,方能上岗操作并接受适当监管。

3.1.3 对隔离治疗的患者尽量选择一次性使用的诊疗用品,不复用。

3.1.4 听诊器、温度计、血压计等医疗器具和物品实行专人专用,不能专用或发生血液、体液等污染时,应立即进行消毒或灭菌后方可使用。

3.1.5 定期检查器械设备(如呼吸机、监护仪、微量泵、血糖仪、吸引器、氧气表、心电图机)的完整性并做好清洁消毒工作。消毒方法遵循仪器说明书,并记录。如说明书无规定,则遵循《消毒供应中心管理规范》和《医院消毒供应中心清洗消毒及灭菌技术操作规范》。

3.1.6 需要维修的仪器设备应清洁消毒后方可联系维修,尽量不移出本病区。

3.1.7 给诊疗仪器用品清洁消毒时,严格执行医用防护服版二级防护。

3.2 遵守消毒的专业实践指南,选择适合被消毒器械和设备的消毒方法;遵守灭菌技术的专业实践指南,选择最适用于需灭菌的情形、器械和设备的灭菌技术进行灭菌。

3.2.1 应对进入人体无菌组织、器官、腔隙,或接触人体破损皮肤、破损黏膜、组织的诊疗器械、器具和物品进行灭菌。

3.2.2 应对接触完整皮肤、完整黏膜的诊疗器械、器具和物品进行消毒。

3.2.3 任何物品消毒灭菌前,均应先清洗。

3.2.4 使用中的仪器每班常规清洁消毒,有血液、体液污染时应随时清洁消毒;备用仪器每周至少清洁消毒 1 次。

3.2.5 必须复用的管道耗材,应交消毒供应中心统一处置。

3.2.6 仪器设备的消毒方法遵循厂家推荐的方法进行清洁消毒。如无特殊要求,可选用含有效氯 1 000 mg/L 的消毒液或 75% 的酒精或一次性合格消毒湿巾擦拭消毒。如使用的消毒液对物品有腐蚀性,消毒液作用至规定消毒时间后,应再使用半干清水抹布擦拭干净备用。

3.2.7 使用中的医疗仪器表面宜覆盖一次性覆盖膜,一患者一更换,有破损随时更换。

3.2.8 对需要灭菌的复用医疗器械应首先在病区进行预消毒处理,使用含有效氯 2 000 mg/L 的消毒液浸泡 30 min,使用双层橘红色水溶性塑料袋收集后分层封扎袋口,放入污染器械专用转运箱内密封,使用含有效氯 1 000 mg/L 的消毒液或 75% 的酒精或一次性合格消毒湿巾擦拭箱体外侧,粘贴"新冠患者复用器械"标识,病区护士打电话通知物资配送组人员,物资组负责打电话通知消毒供应中心在 3 号门进行无接触式交接。

3.2.9 污染器械转运人员应返回 4 号楼 1 楼专用区域,规范摘脱防护用品。

十三、医用织物使用后的处置规程

1. 目的

规范医用织物的收集、运送、暂存及洗涤消毒工作流程,减少医院感染发生。

2. 范围

适用于各科室、洗衣外包公司。

3. 定义

3.1 医用织物:医院内可重复使用的纺织品包括患者使用的衣物、床单、被罩、枕套,工作人员使用的工作服、帽,手术衣、手术铺单,病床隔帘、窗帘以及环境清洁使用的布巾、地巾等。

3.2 感染性织物:医院内被隔离的患有感染性疾病(包括传染病、多重耐药菌感染/定植)的患者使用后,或者被患者的血液、体液、分泌物(不包括汗液)和排泄物等污染,具有潜在生物污染风险的医用织物。

3.3 脏污织物:医院内除感染性织物以外的其他所有使用后的医用织物。

4. 内容

4.1 基本原则:甲类传染病患者应尽量选择使用一次性医用织物,将这类医用织物作为感染性医废处理,在患者床边密闭收集,扎带封口,加盖封存。

4.2 医务人员的洗手衣裤每班次换洗 1 次,值班被服专人专用,连续使用不超过 1 周。

4.3 医用织物运送车辆和盛装容器应洁污分开,不得交叉使用,标识明确,采取密闭方式运送。

4.4 保持运送车辆和盛装容器整洁,使用后用含有效氯 1 000 mg/L 的消毒液喷洒擦拭消毒。

4.5 织物存放:按照使用区域分别存放。污染区患者使用织物原则上一次性使用,如需复用,应将使用后织物收集后存放于污染区医用织物接收间,用专用容器盛装,并有橘红色标识;清洁织物储存在清洁区专用被服橱内,并有明显标识。

4.6 用后织物科内暂存时间不应超过 48 h;清洁织物存放时间过久,如发现有污渍、异味等感官问题应重新洗涤。

4.7　使用后医用织物每次移交后,应对其盛装容器、地面用 75％的酒精或含有效氯 1 000 mg／L 的消毒液或消毒湿巾擦拭消毒,作用时间 30 min。

4.8　洗衣房(外包)监督管理:协助后勤部开展不定期抽查监督管理工作,并对洗衣外包工作人员进行新冠病毒肺炎疫情防控知识、医用织物洗涤消毒技术规范、个人防护用品合理选择和使用等相关防控知识培训。

十四、病区清洁消毒的管理规范

1. 目的

加强应急备用医院的病区内清洁消毒管理,降低医院感染风险。

2. 范围

适用于应急备用医院内所有病房区域。

3. 内容

3.1　管理要求如下。

3.1.1　工作人员应按照区域风险做好职业防护,遵守隔离防护原则,避免交叉感染的发生。

3.1.2　病区配备保洁人员,保障病区卫生,如无保洁人员,由各科室工作人员负责保洁工作。

3.1.3　病区清洁区的消毒工作每班 1 次,潜在污染、污染区的消毒工作每日至少 2 次(上午 1 次、下午 1 次)。

3.1.4　明确区域分布如下。

3.1.4.1　清洁区包括男／女更衣间、男／女淋浴间、医生活动室、主任办公室、护士长办公室、医生办公室、男／女休息室、一更间、二更间等。

3.1.4.2　潜在污染区包括 2 个护士站、治疗室、处置室、走廊缓冲间、病室缓冲间等。

3.1.4.3　污染区包括病室、病区外走廊、患者活动室、开水间等。

3.1.5　清洁工具应当分区专用、标识明确。

3.1.6　消毒用品:消毒湿巾、含氯消毒液抹布或地巾。

3.1.7　职业防护:清洁区执行一级防护(配置消毒液时加戴防护面屏),潜在污染区执行隔离衣版二级防护,污染区执行医用防护服版二级防护。

3.2 清洁消毒及垃圾收取路线如下。

3.2.1 清洁消毒规范如下。

3.2.1.1 清洁顺序：先使用消毒湿巾"S"形擦拭办公桌等物表，由内向外，由上到下，由轻度污染到重度污染；有多名患者共同居住的病室，应遵循清洁单元化操作。

3.2.1.2 地面及卫生间清洁消毒：地面使用含有效氯 500～1 000 mg/L 的消毒地巾"S"形擦拭地面，患者卫生间及其周围环境物表使用含有效氯 2 000 mg/L 的消毒液擦拭消毒。

3.2.2 各区域工作流程如下。

3.2.2.1 清洁区的工作流程如下。

3.2.2.1.1 工作人员更换工作鞋及工装→着一级防护（一次性医用外科口罩、帽子、一次性乳胶手套，配置含氯消毒液时加戴防护面屏）→使用医用织物收集袋按顺序收取更衣间及淋浴间分体衣→经疏散通道 2 放于患者出院门厅医用织物车内。

3.2.2.1.2 工作人员于洁具间配置含有效氯 500 mg/L 的消毒液，浸泡地巾→携保洁车依次打扫医梯→医护门厅→疏散通道 1 →男/女更衣间→二更间、一更间→医生活动室→主任、护士长办公室→医生办公室→男/女淋浴间、更衣间→疏散通道 2 →女休息室→男休息室→走廊。

3.2.2.1.3 将转运垃圾桶经疏散通道 2 运送至患者出院门厅；将保洁车运回洁具间，清洁消毒。

3.2.2.2 脱间：工作人员着医用防护服版二级防护，携带清洁区准备好的消毒物品，由沐浴间进入二缓间→一脱间（隔离衣版）→二脱间→一缓间→一脱间→医废无害化处置间，依次清洁消毒。

3.2.2.3 潜在污染区：工作人员着隔离衣版二级防护，于潜在污染区洁具间配置含有效氯 1 000 mg/L 的消毒液，浸泡地巾，携保洁车依次给医护内走廊缓冲区、内走廊、病区缓冲间、处置室、治疗室、护士站 2、医生办公室、走廊缓冲间、护士站 1、缓冲间、各摘脱间、传递窗等清洁消毒。

3.2.2.4 污染区的工作流程如下。

3.2.2.4.1 工作人员规范穿着医用防护服版二级防护，通过潜在污染区内走廊至污染区。

3.2.2.4.2 于洁具间配置含有效氯 1 000 mg/L 的消毒液，浸泡地巾，携保洁车顺序打扫外走廊和病室。

3.2.2.4.3 将各病室内物表由上到下,由内到外,用一次性湿巾"S"形擦拭,按要求收集垃圾,最后用一次性地巾擦拭地面,直至无害化处理间。

3.2.3 医废收集处置要求如下。

3.2.3.1 使用双层垃圾袋分层鹅颈式封扎收集医疗废物,并用转运垃圾桶将垃圾运送至无害化处理间。

3.2.3.2 无害化处理间:在无害化处理间进行最后一层清洁套装外层垃圾袋操作,行无害化处置。先打箱码贴,使用胶布将箱码贴粘贴到专用清运垃圾箱盖的外面,然后依次将袋装垃圾称重,打印袋码并将其直接粘贴到医废袋鹅颈结处,装桶,桶满后放至医废暂存间,使用含有效氯 1 000 mg/L 的消毒液或 3% 的过氧化氢喷洒清运箱外表面,等待医废专职人员集中收取。医废专职人员按照预定时间和路径集中收取到院区医废暂存站 2 间。

3.2.4 工作人员按流程规范摘脱防护用品。

3.2.5 病室终末消毒按照《新冠病毒肺炎患者病室终末消毒处置规程》执行。

十五、门诊清洁消毒的管理规范

1. 目的

加强应急备用医院的门诊清洁消毒管理,降低医院感染风险。

2. 范围

适用于应急备用医院内所有启用门诊区域。

3. 内容

3.1 管理要求如下。

3.1.1 工作人员应做好标准预防,遵守隔离防护原则,避免交叉感染。

3.1.2 明确区域分布。

3.1.2.1 清洁区包括男/女更衣间、男/女淋浴间、医生活动室、主任办公室、护士长办公室、医生办公室、男/女休息间、库房、洁具间、疏散通道、一更间、二更间、缓冲间、走廊等。

3.1.2.2 潜在污染区包括 2 个护士站、治疗室、处置室、医护内走廊等。

3.1.2.3 污染区包括诊室、留观室、诊室外走廊、卫生间、洁具间、开水间等。

3.1.3 清洁工具应当分区专用、标识明确。

3.1.4　消毒用品:消毒湿巾、含氯消毒液抹布或地巾。

3.1.5　职业防护及消毒频率:未启用门诊区域贴封条标识,拟启用门诊接收患者前,执行一级防护,每周常规清洁消毒 1 次。接收患者后严格执行二级防护,规范进行环境物表的终末消毒。

3.2　清洁消毒及垃圾处置要求如下。

3.2.1　先使用消毒湿巾"S"形擦拭办公桌等物表,由内向外,由上到下,最后擦拭垃圾桶外表层;使用双层黄色垃圾袋分层封扎收集的垃圾,最后用含氯消毒液地巾"S"形擦拭地面。

3.2.2　门诊各区域含氯消毒液消毒浓度要求:核酸采样区域及门诊卫生间马桶使用含有效氯 2 000 mg/L 的消毒液,门诊其他污染区域使用含有效氯 1 000 mg/L 的消毒液,清洁区使用含有效氯 500 mg/L 的消毒液。

3.2.3　配置含氯消毒液时应佩戴面屏。

3.2.4　医疗垃圾收集处置管理要求如下。

3.2.4.1　使用双层垃圾袋分层鹅颈式封扎收集的医疗垃圾,再将其转运至无害化处置间。

3.2.4.2　无害化处理间:先打箱码贴,使用胶布将箱码贴粘贴到专用清运垃圾箱盖的外面,然后依次将袋装垃圾称重,打印袋码直接粘贴到医废袋鹅颈结处,桶满后放至医废暂存间,使用含有效氯 1 000 mg/L 的消毒液或 3% 的过氧化氢喷洒清运箱外表面,等待医废专职人员集中收取。医废专职人员按照预定时间和路径集中收取到院区医废暂存站 2 间。

3.2.5　工作结束后按流程规范摘脱防护用品。

十六、污染区医疗废物收集、无害化处置的操作规程

1. 目的

规范病区医废收集打包、无害化处置方法和流程,降低医废对环境造成污染的风险。

2. 范围

适用于应急备用医院各部门、科室、员工。

3. 内容

3.1　物品准备:转运垃圾桶、捆扎带、新垃圾袋、过氧化氢消毒湿巾(根据

处理废物数量确定足够数量）。

3.2 处理流程如下。

3.2.1 污染走廊废物处理：手卫生→单脚下压垃圾桶脚踏，使桶盖缓慢打开→打开在垃圾桶外缘翻折扭紧的第一层垃圾袋（手仅能碰触垃圾桶外缘翻折的垃圾袋），尽量将其拉直竖起→如身体向左侧倾斜，则应用左手在第一层垃圾袋外表面尽量向下的位置从左向右收紧袋口（此时垃圾袋的开口方向应尽量向右前方）→至垃圾袋全部收紧后，左手固定收紧垃圾袋的根部，右手旋转拧紧垃圾袋开口端，向下反折，同时用左手固定反折处→右手取第一根捆扎带套至反折处根部拉紧（与上步骤处理第二层垃圾袋的方法相同）→手卫生→单手提出已双层鹅颈法打包的垃圾→打开转运垃圾桶桶盖，缓慢放入转运垃圾桶→手卫生→取新垃圾袋，展开后套入垃圾桶内，让袋子尽量贴合垃圾桶壁，将多出部分分别翻折在桶缘外，于近侧右端扭紧固定→手卫生→将转运垃圾桶运送至无害化处置间门口。

3.2.2 患者病室医废无害化处理流程：手卫生→将双层垃圾袋提前分别放于患者病室外→将捆扎带放于就近窗台上→手卫生→一只手开患者病室的门（从 CT 值高的患者开始，不能按房间顺序）→提起医废袋→放于靠近患者病室的门一侧的无害化处理垃圾袋→另一只手往上提拉第一层垃圾袋的内侧→手卫生→拿垃圾封口扣→从第一层垃圾袋的外面开始鹅颈法封口（此时双手只能接触垃圾袋外面）→手卫生→提起医废袋→放于第二层无害化处理垃圾袋内→另一只手往上提拉第二层垃圾袋的内侧→手卫生→拿垃圾封口扣→从第二层垃圾袋的外面开始鹅颈法封口（此时双手只能接触垃圾袋外面）→手卫生→打包下一个病室的医废（方法同上）→所有病室医废打包结束后→手卫生→拉着转运桶，将打包好的医废放入垃圾桶→将所有打包好的医废收好后，将转运桶运至无害化处理间门口，收集运送期间严格执行手卫生。

3.3 无害化处理间的医废无害化处理：手卫生→按需配置含有效氯1 000 mg/L 的消毒液并测试浓度→擦拭消毒（包括电子秤）→手卫生→给医废称重、打码→将医废周转箱条码用胶带十字法固定，将包条码逐袋贴至对应已无害化处理好的垃圾袋上→手卫生→使用 PDA 将包条码与箱条码关联→逐袋放入暂存间垃圾箱内→手卫生→关闭垃圾箱盖子，将箱条码用透明胶带贴于箱盖上→全部医废处置结束→手卫生→用配置好的含氯消毒液喷洒垃圾箱外表面→关闭暂存间门→开启无害化处置间的紫外线消毒灯照射消毒 1 h。

十七、新冠病毒肺炎患者病室的终末消毒处置规程

1. 目的

有效阻断病原微生物传播,降低医院感染风险。

2. 范围

适用于应急备用医院所有科室、员工。

3. 定义

终末消毒是指传染源离开疫源地后,对疫源地进行的彻底消毒。终末消毒可以是传染病患者住院、转移或死亡后,对其住所及污染的物品进行的消毒;也可以是医院内传染病患者出院、转院或死亡后,对病室进行的最后一次消毒。

4. 内容

4.1 工作人员执行医用防护服版二级防护。

4.2 消毒范围包括病室所有物表、地面、空气、诊疗用品及仪器设备等。

4.3 应遵循《医疗机构环境表面清洁与消毒管理规范》WS/T 512—2016 和《新型冠状病毒感染的肺炎防控方案(第三版)》对病室内所有物表、地面、空气、诊疗用品及仪器设备等进行清洁与消毒。

4.4 消毒流程如下。

4.4.1 对患者住院期间使用的个人电子产品用 75% 的酒精擦拭消毒,可对患者衣物使用臭氧消毒机进行消毒,消毒后进行核酸检测,核酸检测结果呈阴性方可带出。

4.4.2 医用织物:患者使用过的床单、被套、被褥、枕套、枕头等医用织物尽量一次性使用,使用后按照新冠感染性医废处理。

4.4.3 环境物表消毒:从上到下,从相对清洁物表到相对污染物表,清除所有污染与垃圾。可搬离的医疗设备与家具,应在原地实施有效消毒与清洁后,方可搬离;选用合格的消毒湿巾对物表进行擦拭消毒;有明显污染时先去污染再消毒。对地面使用一次性地巾蘸取含有效氯 1 000 mg/L 的消毒液擦拭消毒,作用 30 min。

4.4.4 空气消毒:使用消毒机器人,选择紫外线或过氧化氢单模式进行消毒。

4.4.5 对患者卫生间内马桶及其周边物表使用含有效氯 2 000 mg/L 的消毒液擦拭消毒。

4.5 病室终末消毒完成后及时采集环境物表核酸标本送检,检测结果呈阴性,方可收住下一位患者。

4.6 严格执行手卫生管理制度及职业防护管理制度。

4.7 其他参照《常见传染病消毒隔离技术规范》和《负压病室医院感染管理规范》。

十八、移动板房摘脱间的使用管理规程

1. 目的

规范新冠病毒肺炎疫情期间移动板房摘脱间的使用管理及终末消毒处置。

2. 范围

适用于应急备用医院移动板房摘脱间。

3. 内容

3.1 移动板房摘脱间适用人群及使用时机如下。

3.1.1 放射科工作人员完成移动 CT 检查和终末消毒后。

3.1.2 复查门诊工作人员完成复查工作后。

3.1.3 在移动板房物表核酸检测呈阴性的前提下,外来维修人员进入备用病区(2 号楼 1 楼),维修工作结束后可借用。

3.2 移动板房摘脱间清洁消毒管理规定如下。

3.2.1 日常清洁消毒:在移动板房摘脱间核酸检测呈阴性的前提下,如无复诊患者使用,由 4 号楼 1 楼污染区保洁人员负责每周保洁 1 次。

3.2.2 患者复诊后的移动板房摘脱间终末消毒工作如下。

3.2.2.1 复诊患者为新冠病毒核酸检测阳性者,由使用科室的医务人员完成移动板房摘脱间的终末消毒工作。

3.2.2.2 复查患者需要做 CT 检查时,若患者核酸检测结果为阴性,则由放射科负责移动板房摘脱间的终末消毒工作。

3.2.2.3 移动板房摘脱间物表核酸标本采集工作:由专班院感组专职人员完成。

3.2.2.4　常规物表核酸采集,每周 1 次。

3.2.2.5　复诊阳性患者使用后,每次终末消毒后需进行物表核酸检测,检测结果为阴性方可继续启用。

3.3　清洁消毒规范如下。

3.3.1　清洁消毒顺序:先使用消毒湿巾"S"形擦拭桌面、空气消毒机等物表,对医废做收集打包处理,然后擦拭垃圾桶外表层,最后用含有效氯1 000 mg/L 的消毒地巾"S"形擦拭地面。物表擦拭顺序按照日常清洁消毒操作视频和小件物品擦拭操作视频要求执行。

3.3.2　医疗垃圾处理:使用双层黄色垃圾袋分层封扎收集的垃圾,进行无害化包装后,放到一脱间门外的垃圾桶内。

3.3.3　移动板房摘脱间外垃圾由污染区保洁人员负责收集。

十九、含氯消毒液配置操作规程

1. 目的

做好配置含氯消毒液的管理工作,保证消毒工作的质量。

2. 范围

适用于应急备用医院的医务人员、保洁人员、消杀人员。

3. 内容

3.1　个人防护:配置人员执行一级加防护(一次性医用外科口罩、防护面屏、一次性乳胶手套、防渗透隔离衣)。

3.2　配置流程:以利尔康含氯消毒片配置 1 000 mg/L 浓度的消毒液为例。

3.2.1　将加盖容器清洗干净。

3.2.2　用量杯加入 1 L 水。

3.2.3　取 2 片含氯消毒片(利尔康 500 mg/片)放入水中,搅拌溶解。

3.2.4　使用含氯浓度试纸监测配置好的消毒液,浓度范围应符合要求。

3.2.5　消毒溶液现配现用,加盖保存。

3.2.6　将 84 消毒液(有效氯含量 5%)和水按 1∶99 的比例进行稀释。

二十、电梯清洁消毒操作规程

1. 目的

明确应急备用医院院区内使用电梯的清洁消毒操作要求。

2. 范围

适用于行政区域电梯、医梯、客梯、污梯。

3. 内容

3.1 行政区电梯清洁消毒工作指引如下。

3.1.1 保洁人员按规范实施手卫生并做好一级防护(一次性医用外科口罩、工作装、一次性帽子、一次性乳胶手套或丁晴手套)。

3.1.2 消毒液的选择:75%的酒精或含有效氯 500 mg/L 的消毒液。

3.1.3 擦拭频次:每日 3 次(建议每日 8:00、11:00、15:00),并有记录。

3.1.4 消毒顺序:从上到下、从内到外,"S"形擦拭电梯壁、电梯门、扶手、内按键、外按键、手消毒液瓶、垃圾桶。

3.1.5 垃圾收集:非本土疫情期间作为生活垃圾处置,本土疫情期间作为医疗垃圾规范处置。

3.1.6 对电梯地面使用浸泡含有效氯 500 mg/L 的消毒液的一次性地巾按从里到外的顺序"S"形擦拭。擦拭结束后,使用一次性消毒湿巾从上到下地擦拭拖把杆,将使用后的消毒湿巾投放到医疗垃圾桶内。

3.2 对隔离区电梯清洁消毒。

3.2.1 保洁人员按规范实施手卫生。在医梯执行一级防护,在患者电梯和污梯执行医用防护服版二级防护。

3.2.2 消毒液的选择:75%的酒精或含有效氯 1 000 mg/L 的消毒液。

3.2.3 擦拭顺序:从上到下、从内到外,"S"形擦拭电梯壁、电梯门、扶手、内按键、外按键、手消毒液瓶、垃圾桶。

3.2.4 收集垃圾,鹅颈式双层封扎,更换垃圾袋。

3.2.5 对电梯地面使用浸泡含有效氯 1 000 mg/L 的消毒液的一次性地巾,按从里到外的顺序"S"形擦拭。擦拭结束后使用一次性消毒湿巾擦拭拖把杆,按从上到下的顺序擦拭,并将使用后的消毒湿巾投放到医疗垃圾桶内。

3.2.6 消毒频次:清洁区医梯每班 1 次,并有记录;患者入院电梯常规每日 1 次,病区患者使用后随时进行消毒,并做好记录。污梯和患者出院电梯每日 2 次消毒并记录。

二十一、隔离住宿院感防控管理规范

1. 目的

明确应急备用医院隔离住宿点院感防控要求。

2. 范围

适用于应急备用医院隔离住宿酒店,院区内值班室及所有人员。

3. 内容

3.1　隔离住宿基本原则如下。

3.1.1　人员分类分区域安置原则如下。

3.1.1.1　对可能密切接触新冠病毒肺炎相关病例的工作人员均实行隔离酒店"两点一线"的闭环管理。

3.1.1.2　工作人员单人单间(带独立卫生间)居住,不得混住;正在执行疫情防控工作任务的梯队人员与结束任务的医学观察梯队人员应安置在不同的隔离酒店。

3.1.2　人员行为规范要求:住宿管理实行单人单间居住,不聚堆,不串房间,不得相互交流、走访,离开房间到公共场所时应及时佩戴一次性医用外科口罩,严格执行手卫生。

3.2　医院至隔离酒店的防控要求如下。

3.2.1　人员下车后步行至体温监测点→测量体温→登记→手卫生→更换一次性医用外科口罩→到外衣消杀间脱外套→手卫生。

3.2.2　电梯口及电梯内备有一次性纸巾、手消毒液,所有楼层电梯口均备有手消毒液、一次性纸巾、一次性医用外科口罩。触摸周围环境后应立即进行手卫生。

3.2.3　单人单间居住,入房间应更换室内拖鞋,室内鞋不允许外穿。

3.3　隔离住宿点消毒规范如下。

3.3.1　人员防护:着工作服,戴一次性帽子、一次性医用外科口罩、一次性乳胶手套。

3.3.2　对电梯、楼梯、走廊所有物表及按键、门把手等高频接触表面使用消毒湿巾擦拭,对地面使用浸泡含有效氯 500 mg/L 的消毒液的地巾擦拭。

3.3.3　公共区域每日开窗通风不少于 3 次,每次不少于 30 min。

3.3.4　各房间内每日开窗通风,物表和地面清洁卫生由个人负责。

3.4　医废转运规范如下。

3.4.1　隔离住宿点收集人员防护:穿一次性隔离衣,戴一次性帽子、一次性医用外科口罩、一次性乳胶手套等。

3.4.2　隔离住宿点产生的所有垃圾均按新冠病毒肺炎医废处置,由房间居住人员在房间内打包好送至规定区域黄色医废桶内。

3.4.3　所有医废由双层黄色医废袋盛放,达到医废袋容量 3/4 时,隔离住宿点的保洁人员采用分层鹅颈式封扎、收集打包、称重、贴新冠感染性医废专用标签,并在登记本上登记。医废袋不得落地。

3.4.4　将医废转运至隔离住宿点设定的医废专用暂存处。

3.4.5　第三方医废收取人员核收,隔离住宿点感控人员监督。

3.4.6　医废转运后,隔离酒店保洁人员着一级加防护用品,使用含有效氯 1 000 mg/L 的消毒液对医废桶及医废暂存处进行消毒。

3.5　织物收取规范如下。

3.5.1　用后需送洗的织物由房间居住人员使用橘红色水溶性可降解织物袋盛装,分层封扎,投至指定的回收容器内。

3.5.2　外包服务人员定点统一收取,专区存放。

3.5.3　外包服务人员与清洗单位电话联系,确定收取时间。

3.5.4　收取用后织物时,清洗人员与外包服务人员清点、签字。

3.5.5　对织物容器表面使用含有效氯 500 mg/L 的消毒液或消毒湿巾擦拭消毒。

3.6　院感督导规定如下。

3.6.1　每周 1 次对隔离住宿点环境物表进行核酸采样。

3.6.2　住宿人员撤离且对房间终末消毒后,应立即对房间进行核酸采样检测,检测结果呈阴性,方可安排下一位人员住宿。

3.6.3　每周现场督导 1 次,检查方式为"四不两直"的突击检查法。

3.6.4　检查内容为隔离住宿网格督导内容。

3.6.5　每次检查后,及时发放督导问题清单,住宿组负责限期整改落实。

二十二、通勤车辆管理规范

1. 目的

做好应急备用医院通勤车辆的管理工作,预防交叉感染。

2. 范围

适用于全体职工及车辆驾驶员。

3. 定义

通勤车是指应急备用医院接送职工上下班的交通工具车。

4. 内容

4.1　通勤车辆管理要求如下。

4.1.1　车辆驾驶人员应每日完成健康监测并上报总务组,无异常情况方可驾驶车辆。

4.1.2　通勤组负责人在保障车辆性能正常的前提下,应每日督导车内清洁消毒工作。

4.1.3　车内放置所需的防护、消毒物资:一次性医用外科口罩 1 包、手消毒液 1 瓶、消毒湿巾 1 包、含氯消毒片 1 瓶、配制消毒液的喷壶 1 个,驾驶员日常检查防护物资应在有效期内。

4.1.4　车辆行驶过程中驾驶人员要全程佩戴口罩,并监督医院职工在车辆行驶中佩戴口罩。乘坐人员应做好手卫生再上车。

4.1.5　疫情高峰期应实行通风行驶、间隔就座、分散就座等措施。

4.1.6　通勤车内出现人员呕吐时,应立即使用含有效氯 5 000 mg/L 的消毒液或消毒湿巾对呕吐物进行覆盖消毒,清除呕吐物后,再使用含有效氯 1 000 mg/L 的消毒液对物表进行消毒处理。

4.1.7　通勤车辆应当专车、专班、专司机、专用,并按照规定路线行驶。

4.1.8　通勤车辆应从应急备用医院与妇女儿童医院城阳院区之间路段上的后勤保障通道(3 号门)驶入医院。

4.1.9　车辆到达终点后,驾驶人员开启窗玻璃或者车门进行通风,至少30 min。对车内扶手等表面使用含有效氯 500 mg/L 的消毒液或过氧化氢消毒湿巾擦拭;对车内地面使用浸泡含有效氯 500 mg/L 的消毒液的一次性地巾擦拭,如遇污染随时消毒。

4.2　驾驶人员、乘坐人员要求：驾驶人员、乘坐人员都应按照疫情防控要求完成每日健康监测，乘车前扫码登记，无异常情况方可驾驶或乘坐车辆。若出现咳嗽、发热等身体不适症状，应及时报告并就诊。

5. 相关文件

相关文件为《医疗机构内新型冠状病毒感染预防与控制技术指南（第三版）》。

二十三、医疗废物管理制度及医疗废物泄漏流失等突发状况的应急处置预案

1. 目的

做好应急备用医院医废的管理工作，防止新冠病毒污染的医废泄漏流失。

2. 范围

适用于应急备用医院的所有区域。

3. 定义

医废指医疗机构在医疗、预防、保健及其他相关活动中产生的具有直接或者间接感染性、毒性以及其他危害性的废物。定点医院产生的所有垃圾都被视为医疗垃圾。

4. 内容

4.1　新冠病毒肺炎医废分类收集及转运如下。

4.1.1　收集范围：应急备用医院产生的医疗废弃物、患者生活垃圾。

4.1.2　医废专用包装袋、利器盒的外表面应当有警示标识，在盛装医废前，应当进行认真检查，确保其无破损、无渗漏。医废收集桶应为非手触式并带盖子。

4.1.3　做好安全收集：按照医废类别及时分类收集，确保人员安全，控制感染风险。收集时应当使用双层包装袋盛装医废，采用鹅颈式封口，分层封扎。盛装医废的包装袋和利器盒的外表面被感染性废物污染时，应当增加一层包装袋。医废达到包装袋或者利器盒的3/4时，应当有效封口。分类收集医废时严禁挤压。应在每个医废袋、利器盒上贴标签，标签内容包括医废产生单位、

部门、日期、类别,并在特别说明中标注"新型冠状病毒肺炎"或"新冠"。

4.1.4　分区域进行处理:着一级防护(一次性医用外科口罩、一次性帽子、工作服、一次性鞋套、一次性乳胶手套或丁腈手套)将清洁区产生的垃圾收集后,采用双层鹅颈式分层封扎,放入专用医废桶内,送至患者出院门厅红线之外,专职医废收集人员将其集中清运至医废暂存站 1 间统一称重打包、装箱。

4.1.5　污染区医废的处置方法:医护人员着医用防护服版二级防护(医用防护口罩、防护面屏、一次性工作帽、防护服、一次性鞋套、一次性乳胶手套或丁腈手套),收集医废后采用双层鹅颈式分层封扎,盛装医废的包装袋和利器盒的外表面可能被污染时,应当增加一层包装袋。集中收集医废后,到医废无害化处置间进行称重、装箱。专职医废转运人员按照预定时间和路径将医废集中转运到院区医废暂存站 2 间。

4.1.6　医废无害化处置方法:使用含有效氯 1 000 mg / L 的消毒液或 3% 的过氧化氢喷洒医废袋外表面或者在医废袋外套第三层清洁的垃圾袋。

4.1.7　对医废中含病原体的标本和相关保存液等高危险废物,应当在产生地点进行压力蒸汽灭菌或者进行化学消毒处理,然后按照感染性废物收集处理。

4.1.8　专职医废收集人员在运送医废前,先用含有效氯 1 000 mg / L 的消毒液或 3% 的过氧化氢喷洒清运箱外表面,然后检查清运箱是否密闭、箱盖上的医废标识贴是否规范。

4.1.9　在运送医废过程中,应防止医废泄漏,防止医废转运箱直接接触身体,防止被污染。

4.1.10　病区内医废日产日清,暂存时间不超过 24 h。

4.1.11　每天运送结束后,使用含有效氯 1 000 mg / L 的消毒液或 3% 的过氧化氢对运送工具进行清洁和消毒;运送工具被感染性医废污染时,应当随时消毒处理。

4.1.12　无害化处理间的地面和物表使用含有效氯 1 000 mg / L 的消毒液进行清洁消毒处置,然后用紫外线灯照射消毒 60 min,并做好记录。

4.1.13　医废转运完毕后,医废转运人员应对各楼层医废暂存间进行消毒。

4.1.14　未启用的 1 楼医废门厅和污梯由消杀人员负责消毒,每日 2 次,消毒后做好记录。

4.1.15 医废暂存站应设有专职工作人员进行管理,防止非工作人员接触医废。

4.1.16 医废暂存站内的医废暂存时间应不超过48 h。

4.1.17 医废暂存站的清洁消毒:由专职医废转运人员使用含有效氯1 000 mg/L的消毒液对医废暂存站地面、墙体表面及其他物表进行清洁消毒处置,然后用紫外线灯照射消毒60 min,每日2次,并做好记录。

4.1.18 严格执行医废交接管理,院内使用医废物联信息系统对医废进行扫描记录。登记内容包括医废的来源、种类、重量或者数量、交接时间、最终去向以及经办人签名,特别注明"新型冠状病毒感染的肺炎"或"新冠",登记资料保存5年。

4.2 新冠病毒肺炎医废泄漏、流失的应急处置预案如下。

4.2.1 成立新冠病毒肺炎医废泄漏流失应急处置领导小组。

4.2.1.1 组长:执行院长。

4.2.1.2 分组:综合协调组、总务组、安保组、院感组及相关工作组。

4.2.1.3 医疗救护组:医务组、护理组。

4.2.1.4 现场处置组:事发工作组、后勤保障组、安保组、院感组、保洁公司。

4.2.2 领导小组职责:负责统一领导和指挥,协调新冠病毒肺炎医废发生流失、泄漏等意外事故的应急处置工作。

4.2.2.1 医疗救护组职责:负责医疗救治工作,负责医护人员的配备工作。

4.2.2.2 现场处置组职责:负责医废流失、泄漏现场的应急处置工作,负责医废流失、泄漏等意外事故的调查总结报告。

4.2.2.3 后勤保障组职责:负责现场泄漏医废的处置。

4.2.2.4 安保组:负责安全保卫和现场秩序的维持工作,负责医废流失的监控查阅和调取。

4.2.2.5 保洁、消杀组:协助医院做好医废流失、泄漏、扩散的应急处理工作。

4.2.3 应急处置措施如下。

4.2.3.1 院内报告:发现新冠病毒肺炎医废流失、泄漏、扩散等意外事故时,立即报告总务组、院感组,立即确认流失、泄漏、扩散的医废的类别、数量、发生时间、影响范围及严重程度,经初步核实后分别报告分管领导。

4.2.3.2 如是较大范围流失、泄漏事件,立即启动本预案。

4.2.3.2.1 安保组在受污染区域设立隔离区,隔离区应设置在距离污染处周围至少 20 m 处,禁止人员通行,以防扩大污染。

4.2.3.2.2 院感组负责指导消毒处置;总务组负责安排保洁人员执行处置措施,尽快对现场进行处理。

4.2.3.2.3 处置后形成处理报告,并汇报分管领导。

4.2.3.3 医废包装袋破损造成少量污物洒落时,现场处置人员着医用防护服版二级防护(医用防护口罩、护目镜或防护面屏、一次性工作帽、穿防渗隔离衣或防护服、一次性乳胶手套或丁腈手套、雨靴),用一次性吸水材料(如纱布、抹布)蘸取含有效氯 5 000～10 000 mg/L 的消毒液或能达到高水平消毒的消毒湿巾/干巾小心移除。将移除的医废双层封扎后放入专用容器,执行手卫生后,对包装袋表面及转运箱开口处使用含有效氯 1 000 mg/L 的消毒液喷洒消毒(注意喷洒均匀),重新密封医废桶,使用含有效氯 1 000 mg/L 的消毒液对洒落处的地面喷洒消毒。

4.2.3.4 医废包装袋破损造成大量污物洒落时,现场处置人员着医用防护服版二级防护(医用防护口罩、护目镜或防护面屏、一次性工作帽、穿防渗隔离衣或防护服、一次性乳胶手套或丁腈手套),使用含吸水成分的消毒粉或漂白粉完全覆盖,或用一次性吸水材料完全覆盖后用足量的含有效氯 5 000～10 000 mg/L 的消毒液浇在吸水材料上,作用 30 min 以上(或能达到高水平消毒的消毒干巾),小心清除干净。清除过程中避免接触污染物,清理的污染物按医疗废物集中处置。

4.2.3.5 对感染性废物污染区域进行消毒时,消毒工作从污染最轻区域向污染最严重区域进行,应当对可能被污染的所有使用过的工具进行消毒。

4.2.3.6 对被医废污染的区域进行处理时,应尽可能地减少对患者、医务人员、其他现场人员及环境的影响;工作人员应当先做好卫生安全防护再进行工作。

4.2.3.7 发生因医废管理不当导致人员伤亡或健康损害时,应当立即向医务部报告,并采取紧急救治处理措施。

4.2.3.8 发生医废流失、泄漏、扩散和意外事故时,除采取上述措施外,安全生产和应急管理办公室和医务部还应根据事件分级上报要求及时上报。

4.2.3.9 日常管理:各工作组认真落实《医疗废物管理制度》,加强医废的日常监管工作,有效预防医废流失、泄漏等意外事故的发生。

二十四、行政保障楼医院感染管理规范

1. 目的

新冠病毒肺炎疫情期间，明确感染防控管理要求，降低医院感染风险。

2. 范围

适用于出入行政保障楼的所有人员。

3. 内容

3.1 常驻行政保障楼人员类别如下。

3.1.1 办公人员类别：应急备用医院领导、应急备用医院专班指定人员（综合协调组、医务组、1楼安保组）、市专家组等人员。

3.1.2 住宿人员类别：应急备用医院领导及专班指定人员。

3.2 临时人员：临时来院领导、专家，医务组负责对来人健康进行把关和管理。

3.3 防控管理要求如下。

3.3.1 人员出入管理如下。

3.3.1.1 路径管理：由6号楼正门通过预检出入。

3.3.1.2 防护要求：要求工作人员出入时规范佩戴一次性医用外科口罩，严格执行手卫生。

3.3.1.3 行政保障楼入门处应设置预检处。

3.3.1.3.1 预检地点：行政保障楼1楼。

3.3.1.3.2 预检人员：安保人员1名，特殊时期增加医务人员。

3.3.1.3.3 物资配备：一次性医用外科口罩1包、一次性乳胶手套1包、电子体温枪1个、手消毒液1瓶、消毒湿巾1包、来客登记本1本、登记笔1支。

3.3.1.3.4 防护要求如下。

3.3.1.3.4.1 严格落实手卫生，接触来访者或来访者证件时需佩戴一次性乳胶手套或进行手卫生。

3.3.1.3.4.2 执行一级防护：戴工作帽、一次性医用外科口罩、一次性乳胶手套。

3.3.1.3.4.3 常规准备一次性医用外科口罩1包。

3.3.1.3.5 工作职责：落实"一看一测一查一问"（看是否佩戴口罩，测体温，查验健康码/行程码、有效工作证件，问流行病学史），询问来访事宜并登记。严格执行消毒隔离措施。

3.3.1.3.6　消毒隔离要求：来访人员签字前后，安保人员需督导其进行手卫生。

3.3.1.4　外来人员健康管理如下。

3.3.1.4.1　外来人员进入行政保障楼应严格执行手卫生，佩戴口罩；接待部门应建立来人健康管理档案资料。

3.3.1.4.2　防护要求：清洁区执行一级防护。

3.3.1.4.3　如有必要进入隔离区污染区，严格执行医用防护服版二级防护。完成工作后，进行"两点一线"管理模式。

3.3.1.5　住宿人员管理详见总务组管理要求。

3.3.2　餐厅管理：加强手卫生管理，保持间隔就座，通风良好。

3.3.3　环境保洁管理要求如下。

3.3.3.1　空气管理：首选自然通风，每日至少 3 次，每次不少于 30 min；必要时可选择动态空气消毒器净化室内空气。

3.3.3.2　环境物表消毒：保持物表、地面清洁。对物表使用含有效氯 500 mg/L 的消毒液或 75% 的酒精或合格一次性消毒湿巾擦拭，对地面使用浸泡含有效氯 500 mg/L 的消毒液的一次性地巾擦拭，常规清洁消毒 2 次/日，每次不少于 30 min，如有污染，及时清洁消毒并记录。

3.3.3.3　预检台面、登记笔、电子体温枪、电梯按键、键盘、门把手、饮水机等高频接触表面每 2 h 使用含有效氯 500 mg/L 的消毒液或 75% 的酒精或合格一次性消毒湿巾擦拭清洁消毒 1 次，如有污染，应及时清洁消毒并记录。

3.3.3.4　行政保障楼会议室清洁消毒管理：常规保洁同 3.3.3.2；每次会议结束后应进行终末消毒并做好记录，综合办公室应落实效果监管。

3.3.3.5　保洁防护：保洁人员执行一级防护，配置消毒液时应加戴防护面屏。

3.3.3.6　废弃物管理：疫情期间，生活垃圾均作为医疗垃圾处置。

3.3.3.7　其他内容详见院感组《新冠病毒肺炎疫情期间办公场所卫生防护管理规程》。

二十五、医护人员病室内操作站位防控要求

1. 目的

新冠病毒肺炎疫情防控期间，明确病室内核酸采集等高风险操作站位，降

低新冠病毒感染风险。

2. 范围

适用于应急备用医院的所有工作人员。

3. 内容

3.1　病室负压系统新风机回风口如图 3.1 和图 3.2 所示。

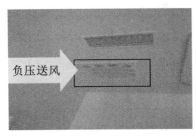 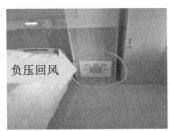

图 3.1　送风口：在靠近传递窗一侧　　图 3.2　回风口：在靠近污染走
床尾部的天花板上　　　　　　　　廊一侧的床头部

3.2　采样前，关闭空调，让患者戴好口罩，让患者坐在合适的位置，医生应处于上风侧。

3.3　医生进行核酸采样时应伸长上臂，与患者保持适宜的操作距离，如图 3.3 所示。箭头所示为负压空气流方向。

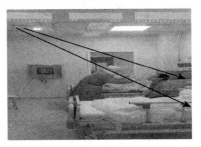

图 3.3　室内负压气流方向及站位

二十六、新冠病毒肺炎疫情防控期间 1 号楼隔离办公、值班实施细则

1. 目的

新冠病毒肺炎疫情防控期间，明确 1 号楼办公、值班场所的感染防控管理要求，防止交叉感染。

2. 范围

适用于应急备用医院的科室、部门及员工。

3. 内容

3.1　区域分隔及出入路径管控如下。

3.1.1　1楼:北部区域为物资组、药剂组人员的办公区,工作出入路径为1楼1号门。1楼2号门为安保人员独立值班区域和出入路径。南部多功能办公区域为物资组、药房组人员完成值班离院前24 h留观使用,出入路径为患者入院门厅。

3.1.2　2楼:清洁区为医疗队院感组、护理组、常驻专班院感组污染区工作人员的办公区。常驻专班护理组人员若进入污染区工作,也搬至此区域办公。出入路径为医务门厅。2楼潜在污染区和污染区为常驻专班清洁区工作人员办公值班区域。其中污染区南走廊为专班院感组、总务组工作人员结束污染区工作,进入医学隔离观察期的办公场所。该区域办公人员隔离办公,非必要不得随意出办公值班室。污染区北走廊为专班各组组长及护理组、培训组未进入污染区的工作人员的办公区。人员出入路径为患者入院门厅。

3.1.3　3楼:清洁区为院长隔离办公室、总务组污染区办公室。3楼污染区北走廊区域靠近患者出院电梯(即1楼1号门电梯)端为物资组值班室,靠近患者入院电梯端为安保值班室,中间使用家具进行硬隔离。南部走廊区域为总务组污染区工作人员、消杀人员、医废转运人员、污染区保洁人员的值班室。出入路径为医疗废物门厅。医废转运人员、保洁人员均在隔离酒店隔离住宿。

3.2　严格执行手卫生措施。

3.2.1　下列四种情况下应及时进行手卫生。

3.2.1.1　清洁操作前,如饮食前、加工制作食品饮料前、触摸口鼻和眼睛前。

3.2.1.2　污染操作后,如咳嗽、打喷嚏用手捂口鼻后、大小便后、触摸钱币后、接触或处理各种垃圾和污物后。

3.2.1.3　手部有明显污染物。

3.2.1.4　触摸门把手、电梯按键等各类高频接触的物表后。

3.2.2　注意个人卫生习惯,避免用未清洁的手触摸口、眼、鼻,打喷嚏、咳嗽时应用纸巾遮住口鼻或采用肘臂遮挡。

3.2.3　保证手卫生设施便捷可用:在大堂、出入口、电梯口、会议桌、办公桌等处配备速干手消毒液,卫生间要配备足够的洗手液,保证水龙头等供水设施正常工作。

3.3　人员健康管理:严格执行医务组规定要求。

3.4　轮休前管控要求如下。

3.4.1　污染区工作人员:严格执行隔离医学观察要求。

3.4.2　清洁区人员:参照发热门诊留观要求。

3.4.3　各组组长长期执行集中隔离办公值班制度。在新轮值梯队工作稳定运行后,各组组长每周二、周五核酸检测结果呈阴性后晚上可回家,次日正常回岗值班,周六、周日各组组长联合执行 AB 角轮换值班制度,即 A 角值班时 B 角可休息。

3.4.4　离院回家期间的个人行为管控要求:所接触人员应为家人,尽量不接触其他社会人员。所接触人员的健康通行码应为绿码,无发热和/或呼吸道症状和/或其他不适;不从事进口冷冻冷藏食品的仓储、运输、加工及经营工作;不在肉类和水产品批发市场、农贸市场、加工流通企业等相关生产经营单位一线工作;14 天内无有病例报告社区的旅行史或居住史;无与新型冠状病毒感染的患者或无症状感染者的接触史;尽量避免去商超、餐馆等人员密集场所,离开青岛市时必须报备医务组,被允许后方可离开。

3.5　办公室通风管理:办公室每日开窗通风不少于 3 次,每次不少于 30 min,加强室内空气流通。南走廊区域需注意患者出入时间,在患者出入时间前后 1 h 内不得开启外窗通风。

3.6　办公室、值班室保持“6S”管理到位,各组组长为本组人员“6S”管理的第一责任人,需按时抽检本组人员办公、值班区域“6S”管理落实情况。

3.7　环境物表和地面清洁消毒要求:公共区域由总务组保洁人员负责,个人办公值班室由各人负责。

3.8　废弃物管理:公共区域统一设置垃圾桶,统一按照医疗垃圾集中收集处置。

3.9　环境物表核酸检测:每周 1 次,行政保障楼由院办负责安排专人采集,采集后由标本转运人员转运至检验科。行政保障楼之外的其他办公场所的物表核酸采样由院感专职人员负责。

4. 新冠病毒肺炎本土疫情暴发后本制度作废

5. 相关文件

5.1 《新型冠状病毒肺炎防控方案(第七版)》。

5.2 《医疗机构内新型冠状病毒感染预防与控制技术指南(第三版)》。

二十七、院区内工作时间及路径管控规定

1. 目的

有序安排院区内部人员或车辆出入时间及路径,防止不同风险区域作业及人员交叉汇集,降低感染防控风险。

2. 范围

适用于应急备用医院所有工作人员、救治队工作人员、物业人员。

3. 各部门工作时间及行走路线(具体工作时间以实际执行时间为准)

3.1 医疗救治队工作时间为4～6 h,可参照以下时间段:8:00—14:00、14:00—20:00、20:00—2:00、2:00—8:00。

3.2 通勤车发车时刻表(按照医疗队实际工作时间决定发车时间):7:15—7:30、8:50—9:10、13:15—13:30、14:50—15:10、19:15—19:30、20:50—21:10、1:15—1:30、2:50—3:10。

3.3 检验科工作时间:8:00—20:00。

3.4 影像科工作时间如下。

3.4.1 医师24 h值班,工作区域为4号楼1楼。

3.4.2 技师工作时间:8:00—17:00,24 h值班,工作区域为4号楼1楼。

3.4.3 休息时间住隔离酒店。

3.5 行政楼工作时间:8:00—17:00,24 h值班,办公住宿地点为行政保障楼。

3.6 设备组工作时间:8:00—17:00,24 h值班。

3.7 药房组工作时间:8:00—17:00,24 h值班。

3.8 配送组工作时间如下。

3.8.1 标本转运,1人,24 h值班。

3.8.2　物资配送,3 人,8:00—17:00,24 h 值班。

3.8.3　住宿地点为隔离酒店。

3.9　工作时间 24 h,如进入隔离区,需住隔离酒店。

3.10　配送时间:7:00—7:30,11:30—12:00,18:00—18:30。

3.11　服从安保科规定,按值岗类型规定工作时间和行走路线。

4. 物业公司工作时间及工作区域

4.1　影像科保洁 1 人,8:00—20:00,工作区域为 4 号楼 1 楼放射科清洁区。

4.2　4 号楼 1 楼、2 楼、3 楼大厅,8:00—17:00,上午、下午各保洁 1 次。

4.3　标本转运消杀人员穿脱防护服处 + 消杀 + 医废梯、污物门厅、患者出院电梯、患者入院电梯及门厅终消区域 2 人,每日消毒 2 次。

4.4　院区外围 + 5 号楼 1 楼保洁 1 人,8:00—17:00。诊室 + 留观室 + 走廊等常规保洁 1 次,核酸采集或诊室使用后保洁消杀 1 次。

4.5　保障楼保洁 3 人,8:00—17:00。

4.6　2 号 1 楼 + 3 号楼 1 楼清洁区域保洁 1 人,8:00—17:00。

4.7　移动 CT 活动板房穿脱区清洁消毒由 4 号楼 1 楼保洁负责,8:00—17:00。

4.8　医废转运人员的工作时间及工作区域如下。

4.8.1　共 3 人,分别负责使用后分体装、清洁区垃圾和污染区医废转运。

4.8.2　工作时间:5:00—7:00 清洁区垃圾和织物转运;8:00—9:00 消杀人员负责患者出院电梯、患者入院电梯和电梯厅的终末消杀;9:00—10:00 消毒垃圾桶并回送;21:10—24:00 集中收集污染区医废并运送至院内暂存站;8:00—9:00 消杀人员负责 3 个医废梯和电梯厅的终末消杀;如有必要,15:30—17:00 安排清洁区医废转运人员收集清洁区垃圾 1 次。

4.8.3　医废收集顺序:5 号楼(需要时)→移动 CT 集装箱→2 号楼→4 号楼→3 号楼。

4.8.4　使用后分体服的运输路线如下。

4.8.4.1　2 号楼:转运人员→经院区患者路径→2 号楼患者出院门厅乘 5 号患者专用电梯→逐层收取使用后的分体服→经院区患者路径→院区 4 号门。

4.8.4.2　3 号楼:转运人员→经院区患者路径→3 号楼患者出院门厅乘 12 号患者专用电梯→逐层收取使用后的分体服→经院区患者路径→院区 4

号门。

4.8.4.3　4号楼放射科、检验科:转运人员→经院区患者路径→4号楼医护门厅旁患者战时通道门口处→收取使用后的分体服→经院区患者路径→院区4号门(4号楼2楼、3楼的织物由医护人员自行携带至1楼)。

4.8.4.4　5号楼:转运人员→经院区患者路径→5号楼1楼患者出院门厅→收取使用后的分体服→经院区患者路径→院区4号门。

4.8.4.5　按照5号楼(需要时)→2号楼→3号楼→4号楼顺序收取。

4.8.4.6　消毒后的分体服由配送人员着一级防护自1号楼1号门出→院区门3号门物品交接线处接收→经院区医护人员路径→相应区域的医护门厅→放置在物品交线处→沿原路返回。

4.8.5　清洁区垃圾运输路线如下。

4.8.5.1　行政楼:转运人员携带空垃圾桶→经院区医护人员路径→行政楼垃圾暂存处→更换垃圾桶→携带装有垃圾的垃圾桶→经院区患者路径→医废站→称重、装箱、封存→称重。

4.8.5.2　1号楼垃圾运输路线如下。

4.8.5.2.1　1号楼1楼:转运人员携带空垃圾桶→经院区医护人员路径→1号楼2号门厅→更换垃圾桶→携带装有垃圾的垃圾桶→经院区患者路径→医废站→称重、装箱、封存。

4.8.5.2.2　1号楼2楼、3楼:转运人员携带空垃圾桶→经院区患者路径→污物门厅乘3号电梯→污物暂存间更换垃圾桶→携带装有垃圾的垃圾桶→经院区患者路径→医废站→称重、装箱、封存→称重。

4.8.5.3　2号楼:转运人员携带2个空垃圾桶→经院区患者路径→2号楼患者出院门厅→乘5号患者专用电梯→3楼→更换垃圾桶→携带装有垃圾的垃圾桶→原路返回医废站→称重、装箱、封存→称重。

4.8.5.4　3号楼:转运人员携带2个空垃圾桶→经院区患者路径→3号楼患者出院门厅→乘12号患者专用电梯→3楼→更换垃圾桶→携带装有垃圾的垃圾桶→原路返回医废站→称重、装箱、封存。

4.8.5.5　4号楼:转运人员携带空垃圾桶→经院区患者路径→4号楼医护门厅旁医护战时通道门口处→更换垃圾桶→携带装有垃圾的垃圾桶→原路返回医废站→称重、装箱、封存。

4.8.5.6　清洁区垃圾按照1号楼→行政楼→5号楼(必要时)→4号楼→2号楼→3号楼顺序收取,在院区医废暂存站称重后放入医废周转箱,置于东侧垃圾暂存站。

4.8.6　污染垃圾运输路线如下。

4.8.6.1　2号楼:转运人员推医废转运车→经院区患者路径→2号楼污物门厅→医废暂存间(逐层收取,由上至下乘8号污物专用电梯)→将装有垃圾的转运箱装车→原路返回医废站。

4.8.6.2　3号楼:转运人员推医废转运车→经院区患者路径→3号楼污物门厅→医废暂存间(逐层收取,由上至下乘9号污物专用电梯)→将装有垃圾的转运箱装车→原路返回医废站。

4.8.6.3　5号楼:转运人员推医废转运车→经院区患者路径→5号楼污物门厅→医废暂存间(逐层收取,由上至下乘18号污物专用电梯)→将装有垃圾的转运箱装车→原路返回医废站。

4.8.6.4　放射科、ICU、手术室:转运人员推医废转运车→经院区患者路径→4号楼污物门厅→医废暂存间(逐层收取,由上至下乘16号污物专用电梯)→将装有垃圾的转运箱装车→原路返回医废站。

4.8.6.5　检验科、病理、输血、内镜中心:转运人员推医废转运车→经院区患者路径→4号楼患者门厅→乘13号患者专用电梯→污物暂存间(逐层收取,由上至下乘13号患者专用电梯)→将装有垃圾的转运箱装车→原路返回医废站。

4.8.6.6　污染区垃圾总路线:按2号楼→5号楼(需要时)→3号楼→4号楼顺序收取,在院区医废暂存站消杀后放入医废周转箱,置于东侧垃圾暂存站。

5. 海湾公司转运医废时间

暂定5:00或20:00,以实际签约时间为准。

6. 其他人员行走路线

6.1　药品、物资、设备配送路径如下。

6.1.1　药品配送路径:配送人员着一级防护由1号楼1号门进入→领取需配送的药品→经院区医护人员路径→相应区域的医护门厅→放置在物品交接线处→沿原路返回。

6.1.2　物资配送路径:配送人员着一级防护由1号楼1号门进入→领取需配送的物资→1号楼1号门→经院区医护人员路径→相应区域的医护门厅→放置在物品交接线处→沿原路返回。

6.1.3　设备配送路径:配送人员着一级防护由1号楼1号门进入→领取

需配送的设备→院区 3 号门→经院区医护人员路径→相应区域的医护门厅→放置在物品交接线处→沿原路返回。

6.2 标本运送路径如下。

6.2.1 2 号楼 3 楼标本转运路径:标本转运人员经 4 号楼转运消杀人员通道着医用防护服版二级防护→乘 13 号患者梯→ 4 号楼 2 楼检验科→领取检验科消毒后的空标本箱→携空标本箱乘 13 号患者梯→ 4 号楼 1 楼→经医技综合楼门厅→院区患者路径→ 2 号楼患者入院门厅→乘 7 号患者梯→ 2 号楼 3 楼病房门口标本接收区→将空标本箱放置在标本接收区→给盛放标本的标本箱消毒→携标本箱沿原路返回至 4 号楼检验科→于转运消杀人员摘脱间摘脱防护用品。

6.2.2 3 号楼 3 楼标本转运路径:标本转运人员经 4 号楼转运消杀人员通道着医用防护服版二级防护→乘 13 号患者梯→ 4 号楼 2 楼检验科→消毒并领取空的标本箱→携空标本箱乘 13 号患者梯→ 4 号楼 2 楼→经患者门厅→院区患者路径→ 3 号楼患者入院门厅→乘 10 号患者梯→ 3 号楼 3 楼标本接收区→将空标本箱放置在标本接收区→给已放置标本的生物安全转运箱消毒→携标本转运箱沿原路返回至 4 号楼 2 楼检验科→于转运消杀人员摘脱间摘脱防护用品。

6.2.3 5 号楼 1 楼采样点标本转运:标本转运人员经 4 号楼 1 楼转运消杀人员通道着医用防护服版二级防护→ 4 号楼患者门厅→经院区患者通道→院区医护人员通道→ 5 号楼患者出院门厅处→消毒并携转运箱沿原路返回至 4 号楼 2 楼检验科→于转运消杀人员摘脱间摘脱防护用品。

6.2.4 2 号楼 1 楼采样点标本转运:标本转运人员经 4 号楼 1 楼转运消杀人员通道着医用防护服版二级防护→ 4 号楼患者门厅→经院区患者通道→ 2 号楼患者出院门厅处→消毒并携转运箱沿原路返回至 4 号楼 2 楼检验科→于转运消杀人员摘脱间摘脱防护用品。

6.2.5 4 号楼 ICU 标本转运路径:标本转运人员经 4 号楼 1 楼转运消杀人员通道着医用防护服版二级防护→乘 13 号患者梯→ 4 号楼 2 楼检验科→领取检验科消毒后的空标本箱→携空标本箱至 ICU 标本交接处→放置空标本箱→消毒并携带已放置标本的转运箱沿原路返回至 4 号楼 2 楼检验科→于转运消杀人员摘脱间摘脱防护用品。

6.2.6 4 号楼手术室标本转运路径:标本转运人员经 4 号楼 1 楼转运消杀人员通道着医用防护服版二级防护→乘 13 号患者梯→ 4 号楼 2 楼检验科→

领取检验科消毒后的空标本箱→携空标本箱乘 13 号患者梯→ 3 楼手术室 1 号传递窗处→放置空标本箱→消毒并携带已放置标本的转运箱原路返回至 4 号楼 2 楼检验科→于转运消杀人员摘脱间摘脱防护用品。

6.3 复用器械运送路径(标本转运人员)如下。

6.3.1 3 号楼产房复用器械运送路径:标本转运人员经 4 号楼转运消杀人员通道着医用防护服版二级防护→经医技综合楼门厅→院区患者路径→ 3 号楼患者入院门厅→乘 10 号患者专用电梯→ 3 号楼 3 楼病房门口标本接收区→收取复用器械转运箱→院区患者路径→院区 3 号门→与北院区供应室接收人员交接→携北院区带来的清洁复用器械转运箱→院区患者路径→乘 10 号患者专用电梯→ 3 号楼 3 楼病房门口→将清洁复用器械转运箱放置于标本接收区→于转运消杀人员摘脱间摘脱防护用品。

6.3.2 4 号楼手术室复用器械运送路径:标本转运人员经 4 号楼转运消杀人员更衣间着医用防护服版二级防护→ 4 号楼 1 楼 13 号患者专用梯→ 4 号楼 3 楼手术室 2 号传递窗处收取复用器械转运箱→乘 13 号患者专用电梯返回 1 楼→经患者门厅→院区患者路径→院区 3 号门→与北院区供应室接收人员交接→携北院区带来的清洁复用器械转运箱→院区患者路径→ 4 号楼 1 楼患者门厅→乘 13 号患者专用电梯→ 3 楼手术室 2 号传递窗→将清洁的复用器械转运箱放置于接收区→于转运消杀人员摘脱间摘脱防护用品。

二十八、ICU 医院感染管理制度

1. 感控人员的工作配置和工作职责

1.1 人员组成如下。

1.1.1 院感专职人员。

1.1.2 梯队院感督导员。

1.2 工作区域和职责分工如下。

1.2.1 工作区域:ICU 病区。

1.2.2 院感组组长职责:负责医疗队人员新冠病毒肺炎防控知识和技能培训、院感防控措施落实督导、环境核酸采样等工作。

1.2.2.1 全面负责 ICU 病区的医院感染预防和控制管理工作。

1.2.2.2 贯彻执行新冠病毒肺炎防控相关政策和规定,根据应急备用医院 SOP,按需修订 ICU 院感制度和操作规程。

1.2.2.3　将 ICU 医院感染管理质控结果，及时反馈给专班工作组。

1.2.2.4　做好与相关部门的协调工作，及时解决问题。

1.2.2.5　监督考核院感组人员的履职情况。

1.3　院感专职人员职责如下。

1.3.1　督导检查新冠病毒肺炎防控措施的落实效果，确保新冠病毒肺炎防控措施落实落细。

1.3.2　督导医务人员、工勤人员将职业防护措施落实落细，防止发生职业暴露；高风险操作环节执行"一干一督"监管政策。

1.3.3　监督科室督导员的职责落实情况。

1.3.4　及时发现医院感染高危因素，并进行改进。

1.3.5　开展医院感染知识和技能培训工作。

1.3.6　参与医院感染管理制度的制定工作。

1.3.7　完成其他指令性或临时性工作。

1.4　院感督导员工作职责：院感督导员 2 人 1 个班次，每班次由院感组组长设定督导组长 1 名，负责督导高风险环节。

1.4.1　通过现场、实时监控系统等观察、指导隔离病区工作人员正确穿戴和摘脱防护用品，发现问题应及时纠正。

1.4.2　指导隔离病区医务人员按要求做好职业防护和手卫生。

1.4.3　监督和纠正医务人员在隔离病区进行各项操作时的不规范行为，发现原则性风险问题应实时纠正，降低职业暴露风险。

1.4.4　监测到隔离病区医务人员有职业暴露风险时应及时干预，正确处置，必要时出舱，并上报院感专班从而评估风险。

1.4.5　综合协调病区内外交叉工作事项。

1.4.6　查看消毒物品、消毒仪器设备的使用情况。

1.4.7　做好舱内人员入舱、出舱的统筹安排与协调。

1.4.8　做好其他感控相关工作。

1.4.9　对每日督导问题形成问题台账，严格落实销号管理。

2. 监护区域的使用管理

2.1　患者安置：根据接收患者人数，合理梯次启用监护区域。比如启用南侧监护区域时，可封闭对侧走廊及患者单元，减少日常清洁消毒范围。

2.2　患者病室风险等级划分：患者床单元及正在使用的仪器设备为相对

高风险区,其他为相对低风险区。应及时对使用后的仪器设备进行消毒,将消毒后的设备存放于病室设备间。

2.3 工作人员应严格执行手卫生。

2.4 应对高频接触部位加强清洁和消毒,每班至少 1 次。

3. 环境的清洁与消毒

3.1 清洁区环境的清洁与消毒如下。

3.1.1 防护要求:穿内穿衣、工作鞋袜、戴一次性帽子、一次性乳胶手套、一次性医用外科口罩。

3.1.2 消毒频次:每班 1 次。

3.1.3 工作内容:进行办公区、生活区(包括卫生间)、男/女沐浴间、物表、地面、仪器设备的清洁消毒及医疗废物处置。

3.2 污染区环境的清洁与消毒如下。

3.2.1 防护要求:穿防护服、鞋套(双层)、靴套,戴一次性帽子、医用防护口罩、护目镜或防护面屏、一次性乳胶手套(双层)。

3.2.2 消毒频次:每日 2 次。

3.2.3 工作内容:分别进行物表消毒、医废打包、地面清洁消毒、仪器设备消毒。将医废在无害化处置间称重、贴标识,放入医废暂存间的医废转运桶内。仪器设备、物表:用消毒湿巾擦拭消毒;地面:用含有效氯 1 000 mg/L 的消毒液擦拭消毒。

3.3 防护用品摘脱间环境的清洁与消毒如下。

3.3.1 防护要求:医用防护服版二级防护。

3.3.2 消毒频次:每班 1 次。

3.3.3 工作内容:分别进行物表清洁消毒、医废收集处置、地面清洁消毒,消毒方法同上。

3.3.4 消毒从相对清洁区到相对污染区,消毒地面后避免来回踩踏。

4. 医废的无害化处理

4.1 医废要日产日清,科内暂存不超过 24 h。

4.2 医废处理流程如下。

4.2.1 收集流程:手卫生→单脚下压垃圾桶脚踏使桶盖缓慢打开→在垃圾桶外缘翻折扭紧第一层垃圾袋→将垃圾袋全部收紧后,左手固定收紧垃圾袋的根部,右手旋转拧紧垃圾袋开口端,向下反折,同时用左手固定反折处→右手取第一根捆扎带套至反折处根部拉紧→以同样的方法处理第二层垃圾袋→单手提出已用双层鹅颈法打包的垃圾→放入转运桶→转运至医废无害化处置间进行无害化处置。

4.2.2　医废无害化处置流程：手卫生→准备消毒湿巾、消毒喷壶、电子秤、PDA 等→手卫生→配置含有效氯 1 000 mg／L 的消毒液，测试浓度后备用→医疗废物无害化处置，采取加装一层医废袋或者含氯消毒液喷洒消毒方法→称重→将箱条码用胶带十字法固定，将医废包条码逐袋贴至对应已无害化处理好的垃圾袋上→手卫生→使用 PDA 将包条码与箱条码关联→将无害化处置后的医废逐袋放入暂存间医废桶内→关闭桶盖，将箱条码贴于桶盖上→使用配置好的含氯消毒液喷洒垃圾箱外表面→关闭暂存间门。

附　录

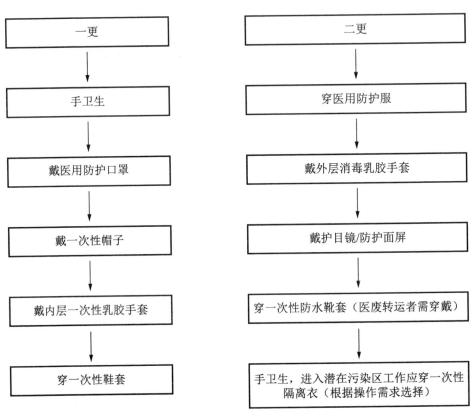

图 1　医用防护服版二级防护用品穿戴流程

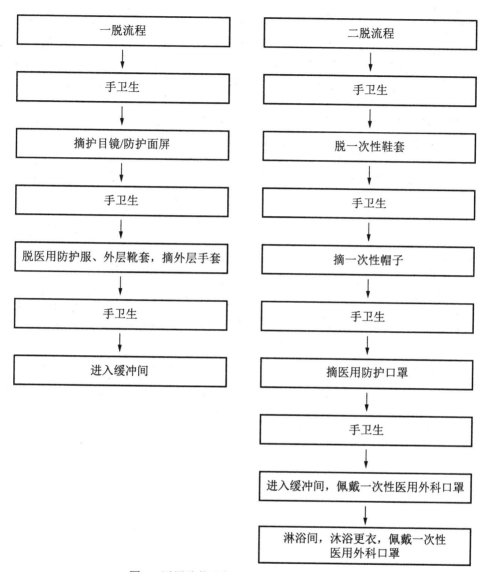

图 2　医用防护服版二级防护用品摘脱流程

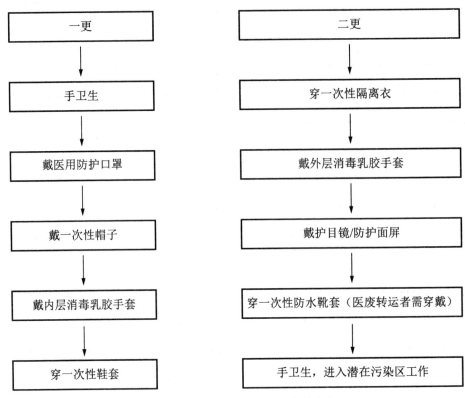

图 3　隔离衣版二级防护用品穿戴流程

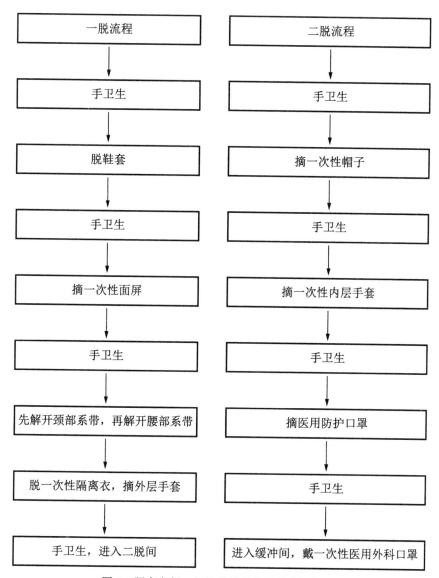

图 4　隔离衣版二级防护用品摘脱流程（病区）

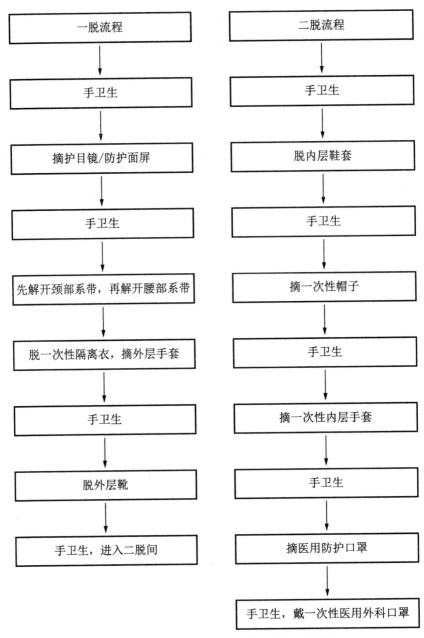

图 5 隔离衣版二级防护用品摘脱流程（医废站）

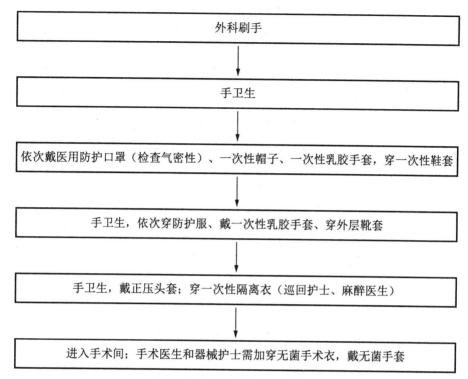

图 6　手术室三级防护穿戴流程

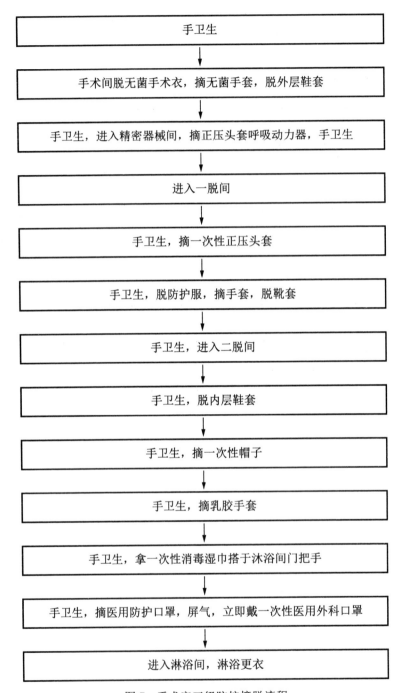

图 7 手术室三级防护摘脱流程

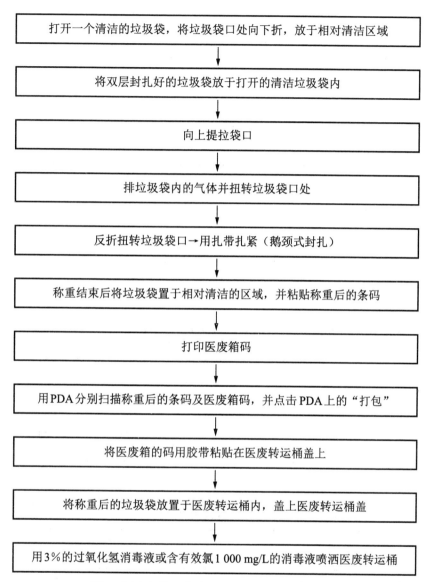

图 8　医疗废物无害化处置流程(加一层包装法)

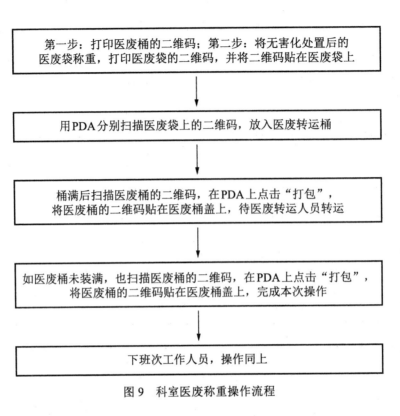

第一步：打印医废桶的二维码；第二步：将无害化处置后的
医废袋称重，打印医废袋的二维码，并将二维码贴在医废袋上

↓

用PDA分别扫描医废袋上的二维码，放入医废转运桶

↓

桶满后扫描医废桶的二维码，在PDA上点击"打包"，
将医废桶的二维码贴在医废桶盖上，待医废转运人员转运

↓

如医废桶未装满，也扫描医废桶的二维码，在PDA上点击"打包"，
将医废桶的二维码贴在医废桶盖上，完成本次操作

↓

下班次工作人员，操作同上

图 9 科室医废称重操作流程

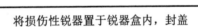

将损伤性锐器置于锐器盒内，封盖

↓

将双层黄色垃圾袋鹅颈式封扎

↓

医废秤上点击"损伤性医废"，打印医废桶码，称重损伤性医废
并打印袋码

↓

PDA扫箱码、袋码，打包，置于损伤性周转箱内，将损伤性
垃圾箱码贴在待转运的医废桶盖上，待医废转运人员转运

图 10 损伤性医废处置流程

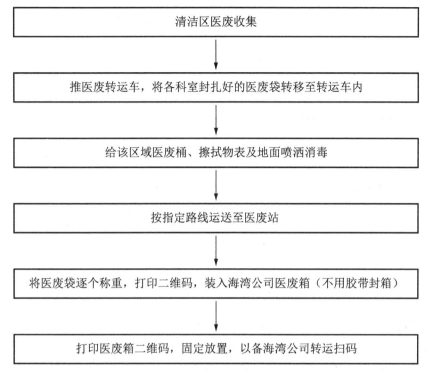

图 11　清洁区医废集中转运流程

备注：

1. 医废桶消毒方式：用小喷壶喷洒桶内部（含有效氯 1 000 mg/L 的消毒液），外部用络合氯消毒湿巾擦拭把手、桶盖、桶身。

2. 手卫生时机：清洁区医废桶及垃圾袋被视为一体，为污染物；转运车外表面及消毒物品被视为清洁物品；海湾公司转运箱被视为清洁物品。接触其他物表及物品时，均将其视为污染单独个体，需进行手卫生。

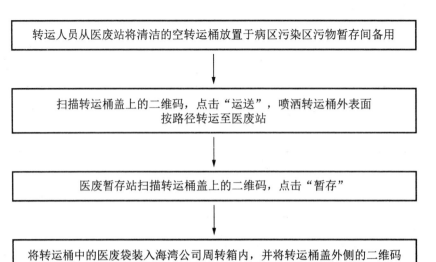

图 12　病区污染区医疗废物集中转运流程

备注:

1. 医废桶消毒方式:用小喷壶喷洒桶内部(含有效氯 1 000 mg／L 的消毒液),外部用络合氯消毒湿巾擦拭把手、桶盖、桶身。

2. 手卫生时机:污染区医废转运时,清洁消毒后的垃圾桶被视为清洁整体,各医废暂存间的垃圾桶被视为污染整体。接触其他物表及物品时,均将其视为污染单独个体,需进行手卫生。

工作人员着医用防护服版二级防护进行终末消毒

↓

将传递窗病房侧、卫生间门、病房门打开，让钛米机器人进入病室，工作人员撤离现场

↓

关闭医护走廊该房间的密闭阀开关（该房间的负压值会逐渐减小）

↓

使用钛米消毒机器人，选择双模式进行环境消毒 60 min（过氧化氢加紫外线照射）

↓

消毒结束后，及时打开病室大门，机器人返回仪器设备间充电桩处充电；观察过氧化氢消耗量是否达到预定要求

↓

关闭病室大门，完成密闭，至少静置 1 h

↓

打开医护走廊该房间密闭阀开关（潜在污染区医护人员负责）

↓

当过氧化氢浓度检测仪显示浓度低于 1 ppm 时，人可以进入（约 15 min 可完成一次病房的整体换气）

↓

患者使用过的床单、被套、被褥、枕套、枕头等医用织物，以及病室里患者用过的不能复用的物品，均按照新冠病毒肺炎医废处理

↓

用络合氯消毒湿巾依次对病房的物体表面（床头、床栏、下回风表面、输液架、桌面、把手、墙壁、设备带、呼叫器按钮、传递窗等）进行擦拭消毒，对血压计、体温表、脉氧仪等仪器设备按说明书选择合适的消毒方式，地面用浸泡含有效氯 1 000 mg/L 的消毒液的地巾擦拭消毒，作用 30 min，使用一次性地巾，消毒结束后打包剩余医废（注：卫生间及周边用含有效氯 2 000 mg/L 的消毒液擦拭或使用络合氯消毒湿巾擦拭）

↓

使用床单元臭氧消毒机给床单元消毒（全程 25 min），使用钛米消毒机器人，选择紫外线模式对空气消毒 40 min（开启紫外线消毒时，需关闭病室的密闭阀开关），做好终末消毒记录

图 13　新冠病毒肺炎患者病室终末消毒处置流程

工作人员着医用防护服二级防护进行终末消毒

↓

将卫生间门及病房一侧（单侧）传递窗打开

↓

将脉冲紫外线消毒机器人放于病室中央，打开设备，设置参数（脉冲式紫外线消毒 5 min），关闭医护走廊该房间的密闭阀开关（该房间的负压值会逐渐减小）

↓

潜在污染区工作人员关闭医护走廊该房间的密闭阀开关（该房间的负压值会逐渐减小）

↓

开启脉冲紫外线消毒机器人，开始工作，工作人员应在 10 s 内撤离现场，关闭房门

↓

消毒结束后，打开医护走廊该房间的密闭阀开关（该房间逐渐恢复负压状态）

↓

患者使用过的床单、被套、被褥、枕套、枕头等医用织物，以及病室里患者用过的不能复用的物品，均按照新冠病毒肺炎医废处理

↓

用络合氯消毒湿巾依次对病房的物体表面（床头、床栏、下回风表面、输液架、桌面、把手、墙壁、设备带、呼叫器、血压计、体温表、脉氧仪、按钮、传递窗等）进行擦拭消毒，地面用浸泡含有效氯 2 000 mg/L 的消毒液的地巾擦拭消毒，作用 30 min，使用一次性地巾，消毒结束后打包剩余医废

↓

使用床单元臭氧消毒机消毒床单元（全程 25 min），使用脉冲紫外线消毒机器人对空气消毒 5 min（开启紫外线消毒时，需关闭病室的密闭阀开关），做好终末消毒记录

图 14　紧急状态下病室终末消毒流程

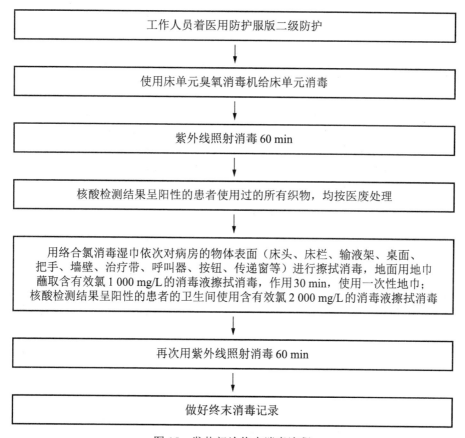

图 15　发热门诊终末消毒流程

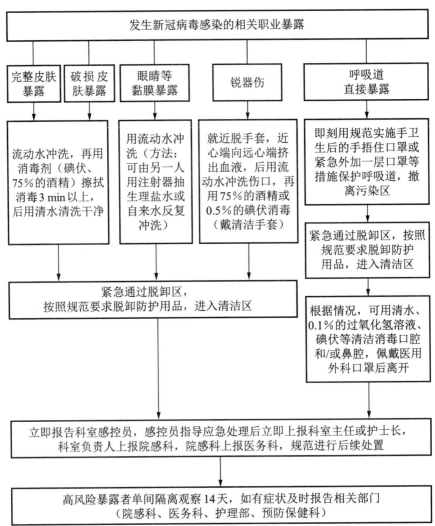

图 16 职业暴露应急处置流程

备注：

1. 皮肤暴露：大量肉眼可见的患者体液、血液、分泌物或排泄物等污物直接污染皮肤。

2. 黏膜暴露：肉眼可见的患者体液、血液、分泌物或排泄物等污染直接污染黏膜（如眼睛）。

3. 锐器伤：被直接接触了确诊患者的体液、血液、分泌物或排泄物等污物的锐器刺伤。

4. 呼吸道直接暴露：在污染区及潜在污染区内口罩脱落，暴露口或鼻。

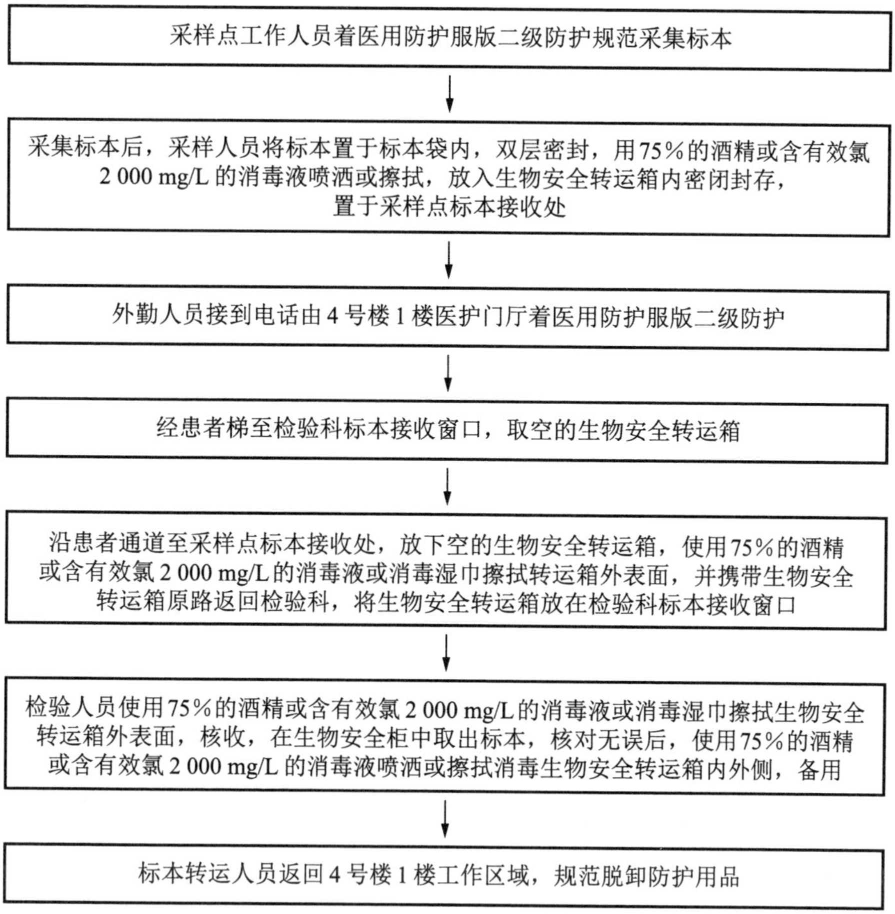

采样点工作人员着医用防护服版二级防护规范采集标本

↓

采集标本后，采样人员将标本置于标本袋内，双层密封，用75%的酒精或含有效氯2 000 mg/L的消毒液喷洒或擦拭，放入生物安全转运箱内密闭封存，置于采样点标本接收处

↓

外勤人员接到电话由4号楼1楼医护门厅着医用防护服版二级防护

↓

经患者梯至检验科标本接收窗口，取空的生物安全转运箱

↓

沿患者通道至采样点标本接收处，放下空的生物安全转运箱，使用75%的酒精或含有效氯2 000 mg/L的消毒液或消毒湿巾擦拭转运箱外表面，并携带生物安全转运箱原路返回检验科，将生物安全转运箱放在检验科标本接收窗口

↓

检验人员使用75%的酒精或含有效氯2 000 mg/L的消毒液或消毒湿巾擦拭生物安全转运箱外表面，核收，在生物安全柜中取出标本，核对无误后，使用75%的酒精或含有效氯2 000 mg/L的消毒液喷洒或擦拭消毒生物安全转运箱内外侧，备用

↓

标本转运人员返回4号楼1楼工作区域，规范脱卸防护用品

图 17 工作人员核酸标本处置流程

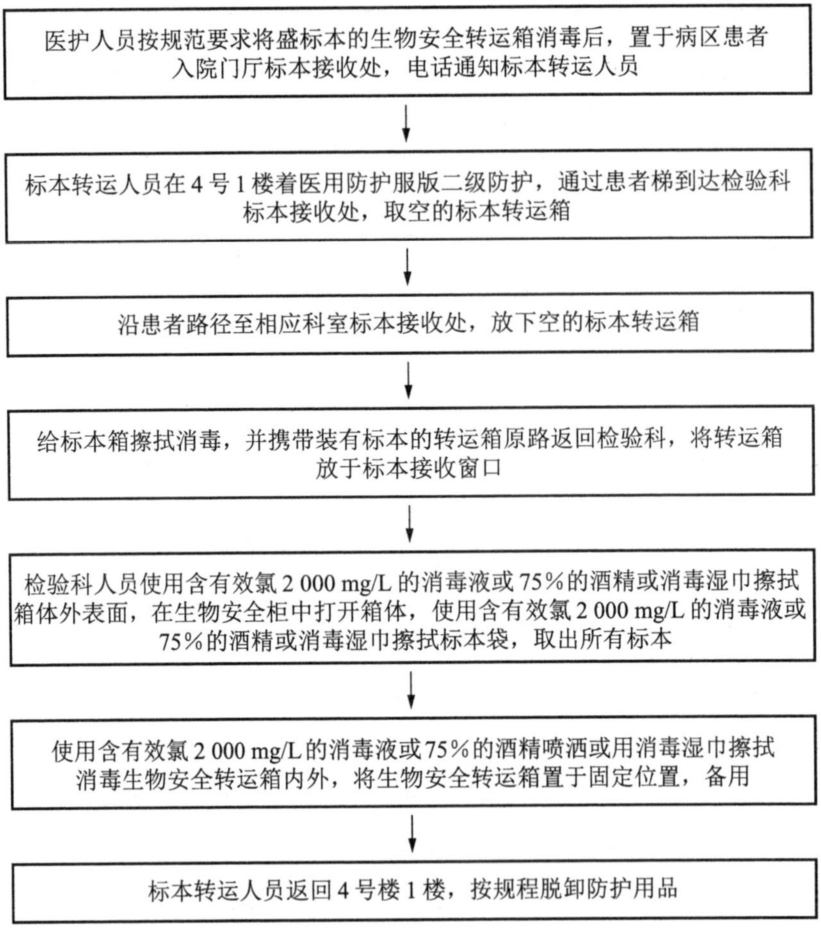

医护人员按规范要求将盛标本的生物安全转运箱消毒后，置于病区患者入院门厅标本接收处，电话通知标本转运人员

↓

标本转运人员在4号1楼着医用防护服版二级防护，通过患者梯到达检验科标本接收处，取空的标本转运箱

↓

沿患者路径至相应科室标本接收处，放下空的标本转运箱

↓

给标本箱擦拭消毒，并携带装有标本的转运箱原路返回检验科，将转运箱放于标本接收窗口

↓

检验科人员使用含有效氯2 000 mg/L的消毒液或75%的酒精或消毒湿巾擦拭箱体外表面，在生物安全柜中打开箱体，使用含有效氯2 000 mg/L的消毒液或75%的酒精或消毒湿巾擦拭标本袋，取出所有标本

↓

使用含有效氯2 000 mg/L的消毒液或75%的酒精喷洒或用消毒湿巾擦拭消毒生物安全转运箱内外，将生物安全转运箱置于固定位置，备用

↓

标本转运人员返回4号楼1楼，按规程脱卸防护用品

图18　隔离病区患者标本转运流程

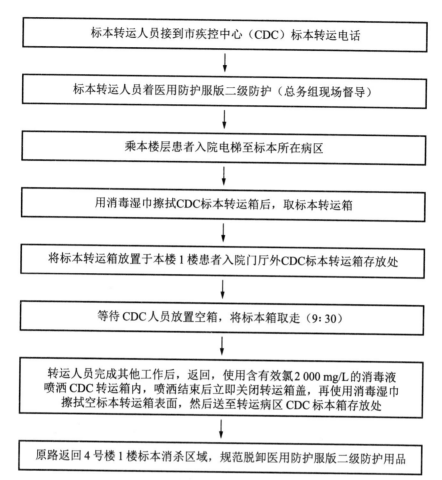

图 19　新冠病毒肺炎患者 CDC 标本转运流程

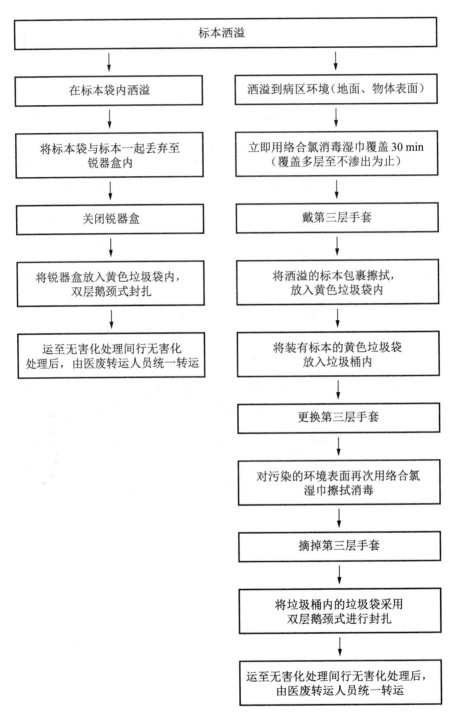

图 20　病区内标本洒溢处理流程

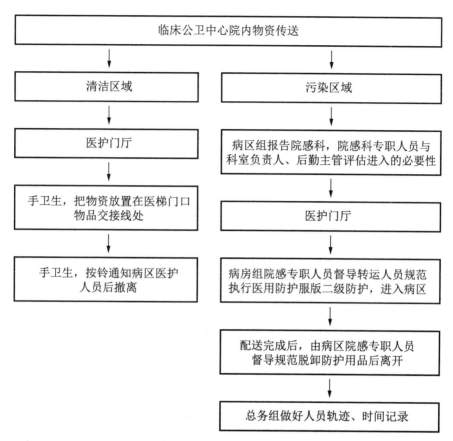

图 21　院区内物资传送流程

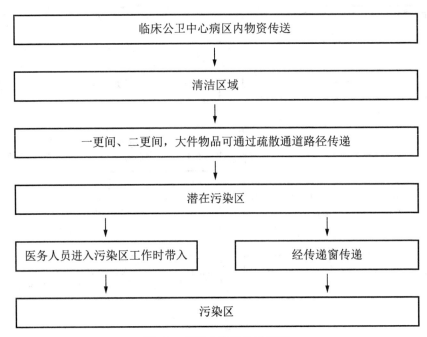

图 22　病区内物资传送流程

手术结束后将所有器械（关节打开）装于双层橘红色水溶性塑料包装袋内，封扎袋口，置于专用转运箱，密闭转运至处置室

↓

处置室内关闭空调，护士着医用防护服版二级防护，配置含有效氯 1 000 mg/L 的消毒液清洗槽内（重度污染采用含有效氯 3 000 mg/L 的消毒液，消毒液应将器械完全浸没）

↓

打开箱盖，将器械包取出放在清洗槽内，使其完全浸没于液面以下，消毒 60 min

↓

取出器械进行简单冲洗，装入转运专用箱内密闭保存，转运箱表面使用络合氯消毒湿巾擦拭消毒

↓

护士电话通知物资配送组人员，与消毒供应中心工作人员在 3 号门无接触式交接，转运人员着隔离衣版二级防护

↓

消毒供应中心转运人员着隔离衣版二级防护，推转运车将清洁转运箱送至临床公卫中心院区 3 号门处，扫码交接

↓

污器械转运人员回 4 号楼 1 楼专用区域规范脱卸防护服

↓

消毒供应中心单独消毒处置复用医疗器械，灭菌后备用

图 23　新冠病毒肺炎患者复用医疗器械处置流程

医务人员沐浴更衣时，将需换洗的洗手衣裤脱至更衣室内的收集桶

↓

病区工作人员着一级加防护，将双层橘红色水溶性可降解织物袋封扎

↓

将包装好的洗手衣裤放入出院门厅的整理箱

↓

转运人员着隔离衣版二级防护，将洗手衣裤取走，清洁医废转运人员使用含有效氯 500 mg/L 的消毒液或 75％的酒精或消毒湿巾对盛放容器进行喷洒或擦拭消毒

↓

转运人员将收集好的洗手衣裤运至院区 4 号门，由第三方洗涤公司人员采取专车、专容器转运至洗消地

↓

洗涤公司洗消后的清洁洗手衣裤由专车、专箱运至 3 号门，配送人员负责接收

图 24　医务人员洗手衣裤回收配送流程

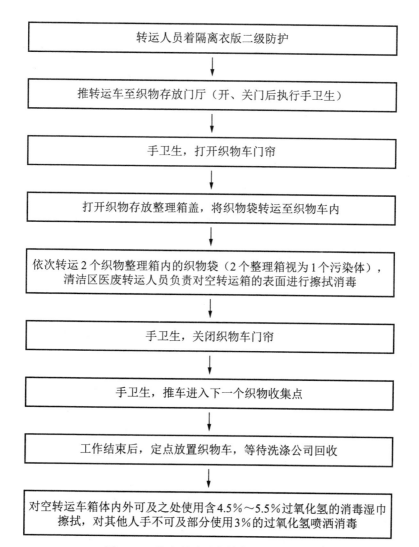

图 25　工作人员洗手衣裤收集转运流程

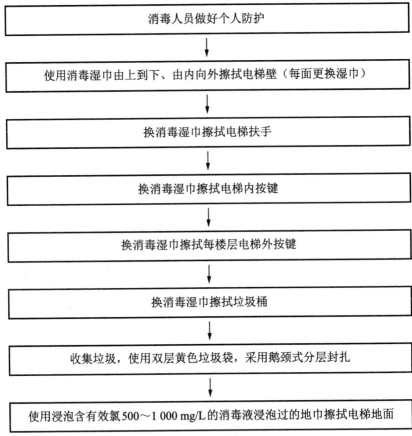

图 26　电梯清洁消毒操作流程

备注：

1. 行政电梯、医梯保洁人员着一级加防护：一次性医用外科口罩、一次性隔离衣、一次性帽子、防护面屏、一次性乳胶手套／丁晴手套。

2. 患者专用电梯、污物梯清洁消毒人员着医用防护服版二级防护：防护服、医用防护口罩、一次性帽子、防护面屏／护目镜、一次性乳胶手套／丁晴手套。

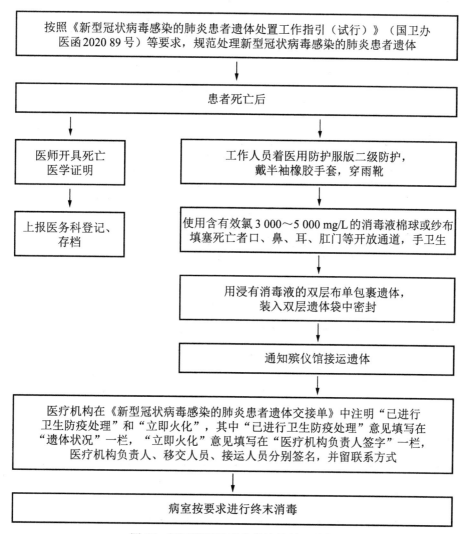

图 27　新冠病毒肺炎患者遗体处理流程

后勤工作人员进入隔离病区工作

↓

科室负责人提报相应后勤主任，相应后勤主任安排相应的维修人员进入，并做好相应轨迹、时间记录

↓

人员交接：总务组工作人员带领维修人员到达病区医护门厅，与区域感控员说明维修人员的情况及维修流程，病区护士长或感控护士指导后勤人员进行个人防护，并做好相应登记

↓

在污染区工作时，护士长或感控护士指定污染区工作人员，一对一督导完成工作

↓

工作结束后，后勤人员规范脱卸防护用品，更换医用外科口罩，必要时沐浴更衣离开病区

图 28 后勤人员进入隔离病区工作流程

确定传递窗两侧的门必须紧闭

↓

手卫生，打开潜在污染区的传递窗门，将物品放入传递箱内，将传递窗门关紧，尽量用手持续推住传递窗潜在污染区门，直到患者关闭病室侧的传递窗门，避免传递窗门被弹开

↓

病房内人员打开传递窗门取走物品，将传递窗门关紧

↓

取走物品后，潜在污染区的护士开启紫外线灯消毒，至少 30 min

图 29 传递窗的使用流程

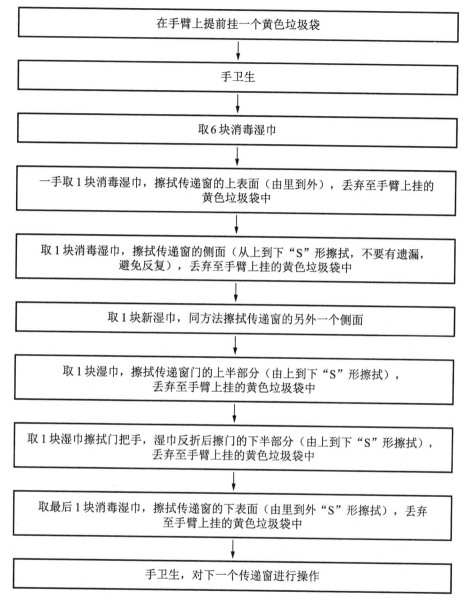

图 30　传递窗消毒操作流程

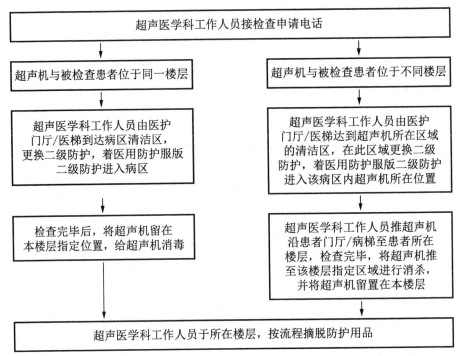

图 31 超声检查及消毒流程

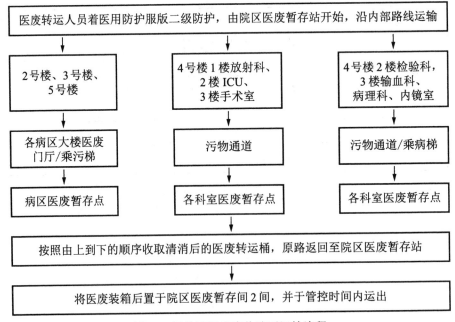

图 32 污染区医疗废物院区运输流程

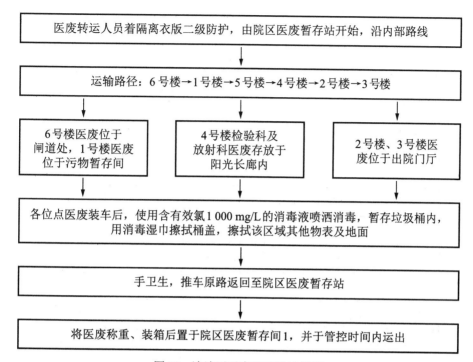

图 33 清洁区医废院区运输流程

备注：医废暂存桶及内部垃圾被视为污染物品，转运车外表面及车身悬挂物品被视为清洁物品。接触车身及其物品时均需执行手卫生。

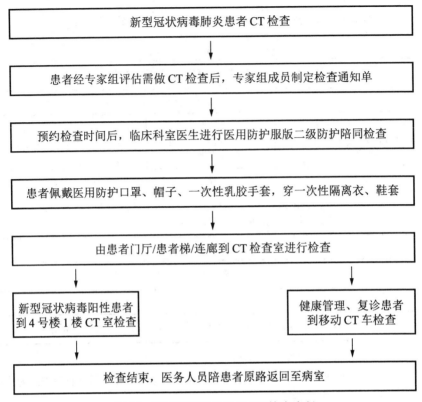

图 34　新冠病毒肺炎患者 CT 检查流程

备注：

1. CT 室工作人员一定打电话确认患者是新型冠状阳性患者还是隔离观察患者，并安排分室检查。

2. 患者检查时需摆体位，由陪检人配合。

3. CT 检查工作结束后，做好终末消毒并登记。

4. 患者需穿病员服，佩戴医用防护口罩、一次性乳胶手套、帽子，穿一次性隔离衣、鞋套。

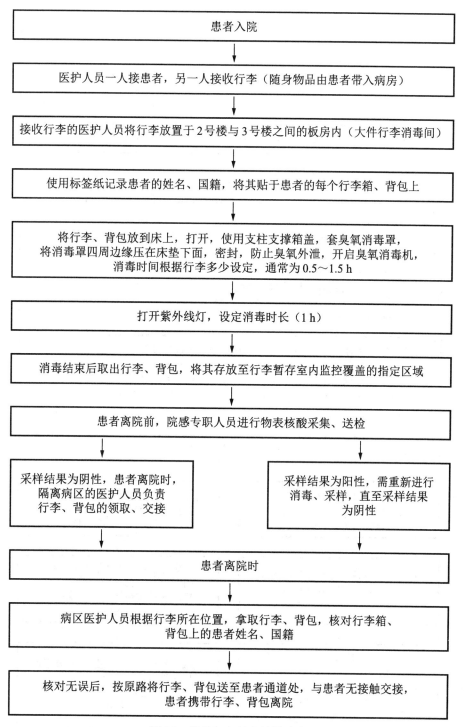

图 35　患者寄存行李处置流程

院感组与总务组工作人员共同查看视频，制订消杀方案

↓

总务组院感督导员或院感专职人员于4号楼1楼标本消杀更衣室现场督导
消杀人员规范穿戴医用防护服版二级防护用品

↓

消杀人员准备消杀物品（超低容量喷雾、3%的过氧化氢20～30 mL/m²）

↓

总务组或院感组督导员现场督导消杀工作，按照消杀方案进行喷洒消毒

↓

喷洒结束30 min后，负责该区域的消杀人员进行物表擦拭消毒

↓

消杀人员沿原路返回至4号楼门厅洁具间，冲洗超低容量喷雾器
并给外表面擦拭消毒

↓

督导人员及消杀人员于4号楼1楼标本消杀脱卸区依次规范摘脱防护用品

图36　患者入院、CT检查后的室内环境消杀操作流程

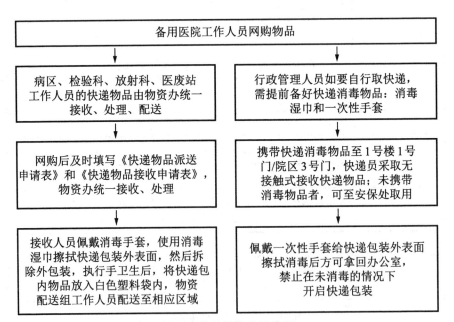

备用医院工作人员网购物品

病区、检验科、放射科、医废站
工作人员的快递物品由物资办统一
接收、处理、配送

↓

网购后及时填写《快递物品派送
申请表》和《快递物品接收申请表》，
物资办统一接收、处理

↓

接收人员佩戴消毒手套，使用消毒
湿巾擦拭快递包装外表面，然后拆
除外包装，执行手卫生后，将快递包
内物品放入白色塑料袋内，物资
配送组工作人员配送至相应区域

行政管理人员如要自行取快递，
需提前备好快递消毒物品：消毒
湿巾和一次性手套

↓

携带快递消毒物品至1号楼1号
门/院区3号门，快递员采取无
接触式接收快递物品；未携带
消毒物品者，可至安保处取用

↓

佩戴一次性手套给快递包装外表面
擦拭消毒后方可拿回办公室，
禁止在未消毒的情况下
开启快递包装

图37　快递接收处置流程

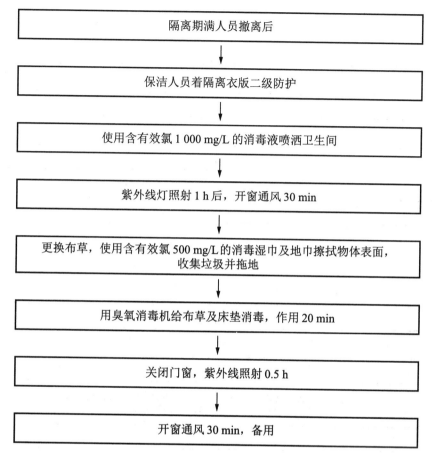

图 38　隔离酒店终末消毒流程

备注:

1. 隔离衣版二级防护:医用防护口罩、一次性帽子、一次性乳胶手套、一次性隔离衣、一次性鞋套。

2. 紫外线消杀时,每个房间需 2 台紫外线车同时照射消杀,卫生间 1 台,床边 1 台。

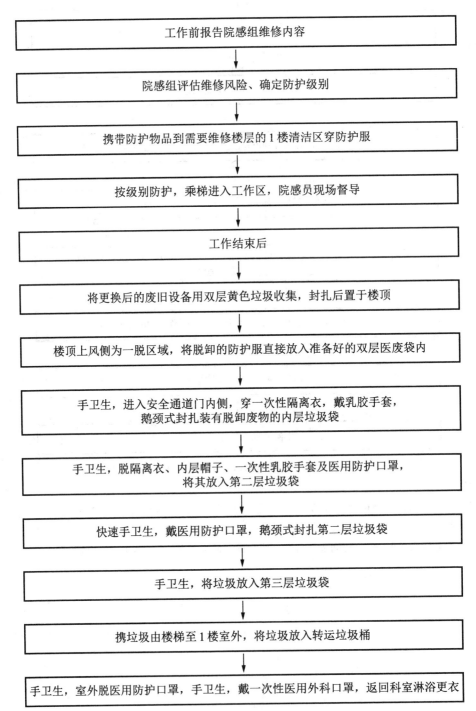

工作前报告院感组维修内容

院感组评估维修风险、确定防护级别

携带防护物品到需要维修楼层的1楼清洁区穿防护服

按级别防护，乘梯进入工作区，院感员现场督导

工作结束后

将更换后的废旧设备用双层黄色垃圾收集，封扎后置于楼顶

楼顶上风侧为一脱区域，将脱卸的防护服直接放入准备好的双层医废袋内

手卫生，进入安全通道门内侧，穿一次性隔离衣，戴乳胶手套，鹅颈式封扎装有脱卸废物的内层垃圾袋

手卫生，脱隔离衣、内层帽子、一次性乳胶手套及医用防护口罩，将其放入第二层垃圾袋

快速手卫生，戴医用防护口罩，鹅颈式封扎第二层垃圾袋

手卫生，将垃圾放入第三层垃圾袋

携垃圾由楼梯至1楼室外，将垃圾放入转运垃圾桶

手卫生，室外脱医用防护口罩，手卫生，戴一次性医用外科口罩，返回科室淋浴更衣

图 39 隔离区楼顶维修院感防控流程

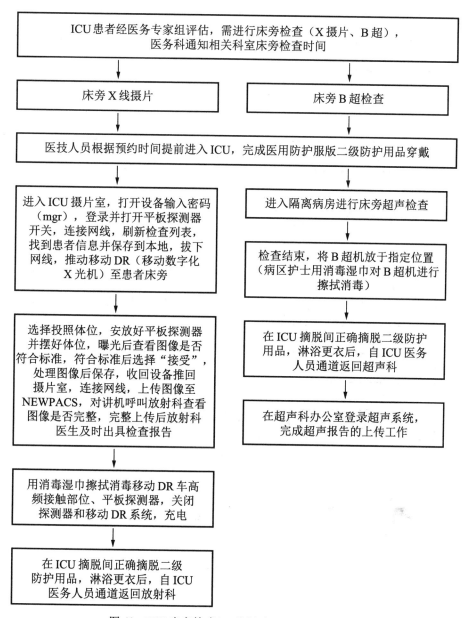

图 40 ICU 床旁检查（X 线摄片、B 超）工作流程

ICU 患者经专家组评估需进行 CT 检查后，医务组联系 CT 室预约

医务组通知院感组 CT 检查时间，院感组通知放射组及消杀人员
做好检查及消杀准备

预约检查时间后，ICU 医护人员按照预约时间陪同患者检查

根据患者病情状况为其做好防护，医护人员连接好转运所需的仪器设备，
妥善固定患者携带的各项管路

由 4 号楼 2 楼患者梯下至 4 号楼 1 楼 CT 室，完成 CT 检查，外出检查过程中，
应保证患者安全，防止意外伤害，密切观察患者生命体征及病情变化，
保证各项管路通畅，防止脱管

检查结束，医务人员、患者原路返回病室

总务消杀人员通过视频监控了解患者路径及检查进程，按时完成环境消杀

图 41 ICU 患者 CT 检查工作流程

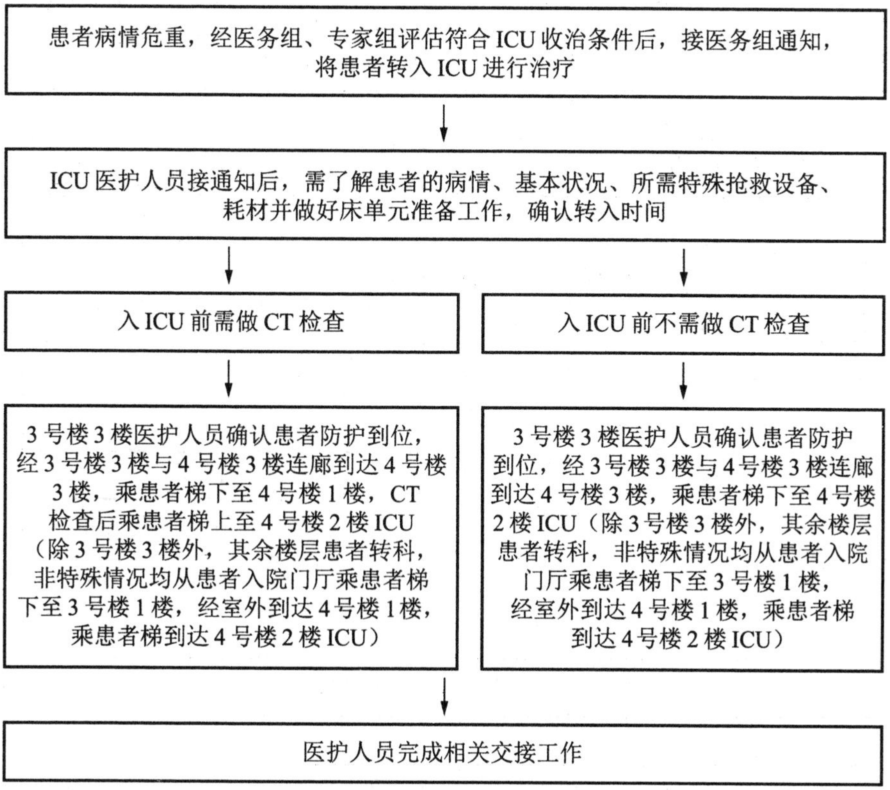

患者病情危重，经医务组、专家组评估符合 ICU 收治条件后，接医务组通知，将患者转入 ICU 进行治疗

ICU 医护人员接通知后，需了解患者的病情、基本状况、所需特殊抢救设备、耗材并做好床单元准备工作，确认转入时间

入 ICU 前需做 CT 检查

入 ICU 前不需做 CT 检查

3 号楼 3 楼医护人员确认患者防护到位，经 3 号楼 3 楼与 4 号楼 3 楼连廊到达 4 号楼 3 楼，乘患者梯下至 4 号楼 1 楼，CT 检查后乘患者梯上至 4 号楼 2 楼 ICU（除 3 号楼 3 楼外，其余楼层患者转科，非特殊情况均从患者入院门厅乘患者梯下至 3 号楼 1 楼，经室外到达 4 号楼 1 楼，乘患者梯到达 4 号楼 2 楼 ICU）

3 号楼 3 楼医护人员确认患者防护到位，经 3 号楼 3 楼与 4 号楼 3 楼连廊到达 4 号楼 3 楼，乘患者梯下至 4 号楼 2 楼 ICU（除 3 号楼 3 楼外，其余楼层患者转科，非特殊情况均从患者入院门厅乘患者梯下至 3 号楼 1 楼，经室外到达 4 号楼 1 楼，乘患者梯到达 4 号楼 2 楼 ICU）

医护人员完成相关交接工作

图 42　ICU 患者转入流程

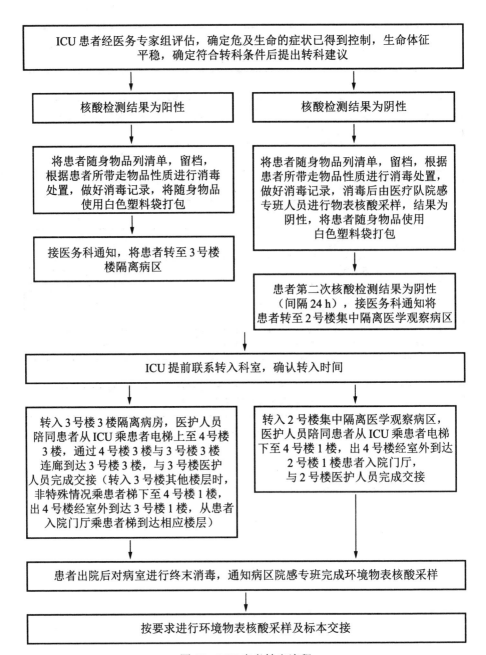

图 43　ICU 患者转出流程